经典方丝弓矫治技术丛书

经典方丝弓矫治技术
技术原理与操作步骤详解

总主编 滕起民

主　编 卢海平　周彦恒　吴建勇

副主编 柳胜杰　于吉冬

编　者（以姓氏笔画为序）

丁　鹏　于吉冬　卢海平　冯剑颖

吴建勇　吴梦婕　金　晶　周彦恒

柳胜杰　钟　冲　韩宗超

U0391915

人民卫生出版社

图书在版编目（CIP）数据

经典方丝弓矫治技术 . 技术原理与操作步骤详解 / 卢海平，周彦恒，吴建勇主编 . —北京：人民卫生出版社，2014
ISBN 978-7-117-18146-4

Ⅰ. ①经…　Ⅱ. ①卢…②周…③吴…　Ⅲ. ①口腔正畸学　Ⅳ. ①R783.5

中国版本图书馆 CIP 数据核字（2013）第 269738 号

人卫社官网	www.pmph.com	出版物查询，在线购书
人卫医学网	www.ipmph.com	医学考试辅导，医学数据库服务，医学教育资源，大众健康资讯

经典方丝弓矫治技术
技术原理与操作步骤详解

主　　编：卢海平　周彦恒　吴建勇
出版发行：人民卫生出版社（中继线 010-59780011）
地　　址：北京市朝阳区潘家园南里 19 号
邮　　编：100021
E - mail：pmph @ pmph.com
购书热线：010-59787592　010-59787584　010-65264830
印　　刷：北京盛通印刷股份有限公司
经　　销：新华书店
开　　本：889×1194　1/16　　印张：10
字　　数：232 千字
版　　次：2014 年 6 月第 1 版　2019 年 10 月第 1 版第 3 次印刷
标准书号：ISBN 978-7-117-18146-4/R · 18147
定　　价：128.00 元

打击盗版举报电话：010-59787491　E-mail：WQ @ pmph.com
（凡属印装质量问题请与本社市场营销中心联系退换）

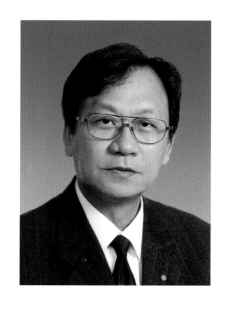

总主编简介

◀ 滕起民

　　滕起民教授为华人学界首位 Tweed 教官，中国 Tweed 中心联合主任。多年来从事齿颚矫治基础教学工作，对正畸教育贡献良多。

　　滕起民教授祖籍山东，出生于台湾。台北医学大学牙医系毕业，美国圣路易大学正畸学硕士。他很早便崭露头角，大学时代赢得 1979 年台湾的大学优秀青年奖章；赴美进修时论文获得首奖 Milo Hellman Award 提名，隔年发表于美国正畸学会杂志；34 岁时被任命为 Tweed 教官，为当时全球最年轻之一员。近年来他提供大量正畸医师赴美进修通道，同时协助美国正畸研究所师生来华参访，帮忙建立了中美之间学术交流机制。滕起民教授目前是北京大学口腔医学院客座临床教授，美国凯思西储大学牙医学院客座教授，同时也是台北国防医学院及台北医学大学客座教授。

　　鉴于他对正畸学教育的卓越贡献，2010 年他与法国 Jean Comard、日本 Masatoshi Nakakuki、韩国金一奉教授共同荣获美国 Tweed Foundation 颁发的 Distinguished Service Award。2012 年荣获美国凯斯西储大学（Case Western Reserve University）齿颚矫正研究所年度最佳客座教授 Arthur Phelps Award。

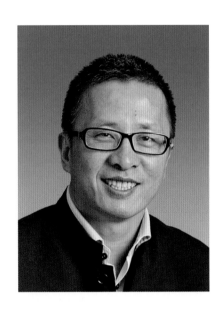

主编简介
◀ **卢海平**

卢海平,男,浙江乐清人,1967年5月7日出生。1988年毕业于浙江医科大学口腔系本科,1994年毕业于北京医科大学口腔医学院获博士学位。

现任浙江中医药大学口腔医学院副院长、美国Tweed基金会口腔正畸培训中心教官、北京大学中国Tweed中心教官、傅民魁口腔正畸研究中心副主任、中华口腔医学会口腔正畸专委会委员、浙江口腔医学会口腔正畸专委会副主任委员、中华口腔医学会民营口腔医疗分会候任主任委员。还获得英国爱丁堡皇家外科学院口腔正畸专科院士资格、国际牙医师学院院士资格。已在国内外学术期刊发表文章18篇,主编或参与编写专著7部。

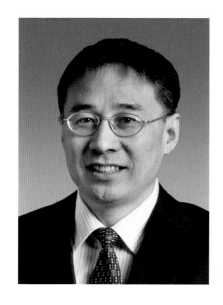

主编简介

◀ **周彦恒**

　　周彦恒教授,北京医科大学医学博士,香港大学口腔正畸高级文凭,美国宾夕法尼亚大学访问教授。现任北京大学口腔医学院正畸科主任,教授、主任医师、博士生导师,美国 Case Western Reserve 大学兼职教授,中华口腔医学会理事,中华口腔医学会口腔正畸专业委员会候任主任委员,世界正畸联盟理事,英国爱丁堡皇家外科学院口腔正畸专科院员。国际 SCI 期刊 *Oral Disease*、*The Angle Orthodontist* 审稿专家;《中华口腔医学杂志》、《中华口腔正畸学杂志》、《临床口腔医学杂志》、《中国实用口腔科杂志》、《华西口腔医学杂志》、《北京口腔医学》编委。

　　主要研究方向为:成人正畸治疗、牙周病正畸治疗、疑难错𬌗畸形的多学科联合治疗、种植体支抗技术、个体化舌侧矫治技术及无托槽隐形矫治技术等。

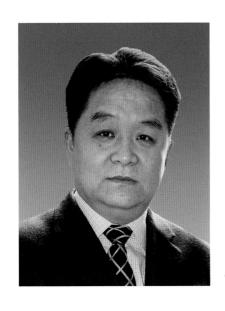

主编简介
◀ 吴建勇

吴建勇教授,博士,现任南昌大学口腔医学院副院长,中华口腔医学会正畸专业委员会常委;江西省口腔医学会常务副会长,江西省口腔医学会正畸专业委员会主任委员;国际 Tweed 中心教官,中国 Tweed 中心教官。

吴建勇分别于 1987 年及 1993 年于上海第二医科大学口腔医学院获口腔医学学士学位及硕士学位;2005 年于北京大学口腔医学院获口腔临床医学博士学位。自 1993 年起,一直在南昌大学口腔医学院从事口腔正畸临床、教学、科研以及医院管理工作,主持国家自然基金课题 2 项,研究领域主要涉及口腔正畸临床及相关基础,发表专业论文 30 余篇。

序 一

　　应滕起民教授及各位主编的要求,为"经典方丝弓矫治技术丛书"写序,我欣然同意,并勾起我对一些往事的回忆。

　　20世纪80年代初,日本学者木下善之介等学者来中国开办了方丝弓学习班;自1982年美国哈佛大学严开仁教授多次来到中国传授了方丝弓技术及Begg细丝弓技术,不久到中山医科大学口腔医学院正式任教,继续在中国推广上述两种技术。致使当时在中国大陆使用上述两种固定矫正技术的医生比例近于各半。1984年北京医科大学口腔医学院傅民魁教授留美回国,引进了方丝弓技术,并开发了国产的方丝弓托槽等系列正畸产品,卓有成效地推动了方丝弓技术在中国大陆的推广及普及。我参加了上述大部分的活动,并在临床上开始尝试方丝弓技术及Begg细丝弓技术,对两种技术有了初步的感性认识。我于1986年7月至1988年1月在美国印第安纳大学口腔医学院留学,学习了经典或标准的Tweed技术理论,在课外进行了一些弓丝弯制练习。在美国还系统自学了Begg细丝弓技术,回国后又自学并引进了Tip-Edge直丝弓矫正技术。

　　我感到有趣的是,Tweed及Begg两位大师师出同门,即均是现代口腔正畸学鼻祖Angle先生的弟子,却创立了特点完全不同的两大正畸技术门派:一方(方丝弓技术)一圆(圆丝弓技术),两者优势互补,对以后正畸的发展均产生了不可估量的影响!上世纪初,Angle提出不拔牙矫正理念,并于1925年首次在学术会议上展示了他发明的方丝弓托槽(他称之为Edgewise托槽)及方丝弓,于1928年发表论文称之为最新及最好的正畸装置(the latest and best in orthodontic mechanism),以适应他的不拔牙理念。20世纪40年代初,Tweed首次提出了完整的矫治目标,并在继承Angle技术的基础上,创立了崭新的Tweed方丝弓技术,既适合于不拔牙矫治,又适于拔牙矫治,达到成熟的地步,以实现其矫治目标。鉴于Tweed矫治技术具有诸如借助高位头帽牵引力及方丝弓全程三维控制牙齿移动的方向、顺序备抗、定向性力等完备而科学的理论及十分严格的临床操作规范,后来Merrifield又进而精炼之,并提出了完备而可以量化的颅面分析法及全牙列间隙分析诊断系统,形成了完整而科学的 Tweed-Merrifield 矫治系统,以至于成为当时的主流矫治技术及固定矫治技术的基础技术。因此又称经典或标准方丝弓技术,简称 Tweed 矫治技术。

留学回国后,我发现国内尽管也在推广方丝弓技术,但只能称作简易或改良方丝弓技术,而非标准或经典方丝弓技术。恰逢国内正在推广普及直丝弓技术,不少正畸初学者未经固定矫正技术的基本训练,直接在临床上应用直丝弓矫正器,以至于对矫治水平产生了不利的影响。我国大陆与正畸先进发达国家的重要差距之一是基础薄弱。因此,我与张兴中副教授携手试图在这方面做些工作。我率先对研究生及进修医师等试开设了 Tweed-Merrifield 矫治系统理论课程,由张兴中医师执笔在我主编的《现代口腔正畸学——科学与艺术的统一》第 3 版(1999)撰写了一章"Tweed-Merrifield 方丝弓矫正技术"。然而,我们毕竟没有到美国 Tucson 接受过正规的 Tweed-Merrifield 矫治系统培训,因而不敢贸然进行操作培训。

值得庆幸的是,Tweed 国际基金会首位华人资深教官滕起民教授不辞辛苦,雪中送炭,多次从台北前来大陆,不遗余力地开展 Tweed-Merrifield 矫治技术的系统培训。在他的鼎力支持和帮助下,大陆的周彦恒教授、吴建勇教授、卢海平教授及江久汇副教授等医师取得了美国 Tucson Tweed 中心的正式教官资格,同时培养了中国 Tweed 中心众多的教官。经由滕起民教授,中华口腔医学会正畸专委会时任主委、北大口腔正畸科时任主任许天民教授,及正畸专委会候任主委、北大口腔正畸科现任主任周彦恒教授等筹划,中国 Tweed 中心于 2008 年在北京大学口腔医学院成立。从此,Tweed 技术培训在中国大陆快速进展,不仅每年组织国内正畸医师前往美国 Tweed 中心参加培训,同时在国内每年举办相当数量的 Tweed 技术学习班,几年下来,近千位正畸医师接受了 Tweed 技术系统的严格培训,使得我们与正畸发达国家在正畸基础培训方面的差距明显缩小。虽然不能说没参加 Tweed 技术学习班就不能掌握好直丝弓技术,但是,学习了 Tweed 技术,肯定有助于对各种直丝弓技术正确的理解与应用。鉴于滕起民教授在推广 Tweed 技术及促进两岸学术交流方面的突出贡献,2005 年北京大学口腔医学院授予他客座临床教授。自 1978 年以来,美国 Tweed 中心每两年举办一次学术会议,2010 年滕教授在两年一度的美国 Tweed 学术会议上获得了"杰出贡献奖"(华人仅此一人),35 年来正畸界只有 35 人获此殊荣！许天民教授应邀做了学术报告，并获得了"荣誉学术会员"证书（大陆仅此一人），35 年来，仅 24 人获此殊荣！卢海平教授应邀做了病例总结。2012 年周彦恒教授应邀在双年会上做了学术报告，并取得了美国 Tweed 中心正式教官资格。这些成绩来之不易，我谨向为此而做出突出贡献的傅民魁教授、滕起民教授、许天民教授、周彦恒教授及各位教官等表示崇高的敬意！

欣闻由滕起民教授牵头、周彦恒教授主持、吴建勇教授及卢海平教授等主编的"经典方丝弓矫治技术丛书"即将出版，仅作小"序"，以表庆贺！深信该丛书将对大陆正畸事业的发展产生积极的推动作用！

中国 Tweed 中心主席：林久祥

2013 年 10 月 2 日于北京大学

序　二

　　纵观中国口腔正畸技术的发展,任何一个技术的学习都经历了简单模仿阶段、探索提高阶段和成熟发展阶段,Tweed技术作为最早进入中国的固定矫正技术之一,经过傅民魁教授、林久祥教授等老一辈正畸专家的努力,以及美国Tweed基金会首位华人教官滕起民教授的大力推广,中国正畸医师对该技术已经有了比较全面的了解,部分院校的正畸医师也逐渐加入美国Tweed基金会的教官行列,成为中国最早一批成熟的Tweed正畸医师。这本书正是由他们总结自己学习该技术的经验教训及近年来他们在中国Tweed中心举办的Tweed技术学习班的教学实践中所遇到的常见问题及解决办法的精华之作。

　　方丝弓矫正器是当代流行的各种固定矫正器的基础,虽然历经各种形态的改进,但基本结构并没有实质性的变化,其基本矫治原理今天依然适用,而其对三维牙齿移动的控制能力仍然是当今正畸各种固定矫正器中最强的。在正畸医师的培养过程中,最重要的基本功之一就是要掌握三维方向控制牙齿移动的能力,而这套书的第一册《经典方丝弓矫治技术——弓丝弯制与基本训练大全》正是为了传授这一技能而编写的。

　　任何一种矫治技术都有自己的矫治理念,Tweed技术以支抗预备、垂直向控制、定向力系统等为特点,构成了其独特的矫治体系,可以有效地矫治各种错殆畸形,其效果可以和任何一种现代矫治器相媲美。本套书的第二册《经典方丝弓矫治技术——技术原理与操作步骤详解》对这一矫治技术进行了全面的介绍,有助于读者全面掌握该矫治体系。

　　我相信该丛书的出版将有助于中国正畸界整体技术水平的提高。

中国Tweed中心主任:许天民

2013年10月

前言一

因尊敬的导师傅民魁教授的推荐,2000 年 4 月与周彦恒、钱玉芬、牛百平三位教授及台湾的韩宗超医师等在华人首位教官滕起民教授的带领下首赴 Tucson 参加经典方丝弓定向力矫治技术及理念的学习。但第一次学习的印象更多的是弓丝的弯制,而对其治疗技术及理念的体会并不深刻。

在滕起民教授的再三督促下,本人于 2007 年 4 月又在 Tucson 回了一次炉。因为有了一定的弓丝弯制基础,第二次学习加深了对经典方丝弓定向力矫治技术及其理念的理解,并将其运用到临床实践之中。后来在 Tweed Foundation、Case-Western Reserved 大学、国内各地的多次学习班的教学实践中,以及在为 Tweed Foundation 制作教学动画的过程中,对经典方丝弓定向力矫治技术的治疗细节及其对牙齿、牙列、生长发育改型控制的精妙之处有了进一步的理解。

经典方丝弓定向力矫治技术和理念包括诊断、鉴别诊断系统和临床矫治技术。本册的内容主要针对其具体的操作技术。

经典方丝弓定向力矫治技术的特点为:1. 治疗迄始就使用方丝对牙弓宽度、牙齿转矩及倾斜度进行三维控制;2. 有顺序地间隔粘接托槽和(或)带环。较长的托槽间距使矫治力更柔和,让使用方丝作为初始弓丝成为可能;3. 牙齿分阶段有顺序地往最终目标移动,减少牙齿的往返移动,使牙齿移动快而精确,同时减小反作用力的副作用;4. 在使用颌内、颌间作用力之前后牙有顺序地逐个直立、后倾,进行有顺序的支抗预备,有效防止支抗磨牙的升高和支抗的丢失;5. 定向力系统的使用。整个治疗过程中使用高位头帽牵引控制牙齿移动的方向,抵消弓丝后倾曲所产生的不良作用,使牙齿与周围环境建立最为协调的关系。使用定向力系统,可以实现下切牙的有效直立、上前牙向上向后的内收。定向力系统合力的方向对上颌牙弓一直是向上向后;对下牙弓则要在磨牙直立后倾、进行支抗预备时在前牙段施加向上向后的合力防止磨牙的升高和下切牙的唇倾,在支抗预备完成后使用 Ⅱ 类牵引时其合力向上向前,以控制下颌平面和𬌗平面,避免垂直方向失控,避免下颌后下旋转、下切牙前倾离开基骨、上切牙向下向后移动而导致Ⅱ类错𬌗畸形治疗的失败。

在滕起民教授、周彦恒教授的精心策划,在各位同道的艰辛努力下,作为《经典方丝弓矫治技术系列丛书》之《原理与操作技术详解》终于与大家见面了。该书用通俗易懂的语言,配合精美详尽的插图,希望能全面细致地再现经典方丝弓定向力矫治技术的治疗过程,为广大正畸医师学习该技术提供参考。但由于编者水平有限,书中一定存在诸多不足,敬请各位同行批评指正!

最后,谨向为经典方丝弓定向力矫治技术在国内的引进、推广和发展做出卓越贡献的傅民魁教授、林久祥教授、滕起民教授、许天民教授、周彦恒教授致以崇高的敬意! 谨向为该书的出版付出艰辛劳动的我亲爱的同事们致以深深的谢意!

卢海平

2014 年 4 月

前言二

牛顿说过,如果我比别人看得更远,那是因为我站在巨人的肩膀上。学习新学问最聪明的方法,就是找到真正的巨人,然后让自己快速地学习前进。我早年在专业领域的学习生涯中,非常幸运地遇到许多乐于助人的大人物,其中 Dr. Uchiyama、Dr. Merrifield、Dr. Phelps、Dr. Johnston、Dr. Peter Kesling,都是我们正畸专业中真正的巨人,所以当年我的学习很快乐。但是在学习的过程中,却仍然不免有"衣带渐宽终不悔,为伊消得人憔悴"的感叹! 原因是我们的专业发展太多元,而我们身处于一个进步神速,却又过度遭受商业渗透的学科之中,终日与五光十色的利益氛围为伍,各种似是而非的新技术、新产品层出不穷,大家目眩神移,不知所从! 而大多数学子不知道、也没有能力去质疑真正该学的是什么? 尤其是早期科技化教材不足、学习方法太原始,真正扎实有效的课程,反而最枯燥最辛苦,令人望之却步。于是,该学的没学到,到底该学些什么却又茫然无知! 其中的苦闷,难为外人道也! 其实纵使是再高深完美的理论知识,最终造福病人仍然需要接受过扎实训练的双手去执行! 那些只为商业利益服务,哗众取宠的新技术、新产品迟早会被时间淘汰,只有禁得起时光洪流的考验、经久不衰的精华,才是我们需要学习的经典。其中,像垂直向控制、牙弓容积,都曾在商业影响之下,不经意地被遗忘多时,如今才又重新受到应有的重视。

所以,目前怎么去设计与安排出更容易且有趣的学习方法,让新生代学子经由扎实精准的训练,更快速有效地去学习正畸学科经久不衰的经典,就成了我们这一代教育工作者现阶段工作中最重要的方向与目标了! 这同时也就是我们现在动员这么大量的人力与物力,去设计规划,为各位呈献出这套丛书的目的与缘由了!

感谢多年以来,各位中国 Tweed 中心教官的全力支持,中心顾问傅民魁教授、中心主席林久祥教授、中心主任许天民教授、执行主任周彦恒教授以及各位副主任丁寅教授、王林教授、白玉兴教授、沈刚教授、赵志河教授等的关照与指导,中国 Tweed 中心日趋成长茁壮,能为各地学子提供的服务日多。2007 年起,卢海平教授首先为中心完成全套治疗步骤动画教材,获得各方好评,享誉极高,之后指导柳胜杰医师制作模型牙全套教材,贡献更多。2010 年开始,于吉冬医师接手之后的修订工作,并陆续完成各种动画教材,质量绝佳,成为目前最受各方面欢迎的科技化教材! 2008 年开始,吴建勇教授累积多年连续开办课程经验,首创镜像示教概念教材,彻底地消除了示教图片与学生仿作时方向相反的问题,成为本丛书的一大特色! 经由葛红珊副主任指导科室陆续编著教材,并与卢海平教授动员大量人力整合各种新教材,同时由周彦恒教授主持命名汇编成本丛书! 这套丛书的目标是简洁易读,但编撰工作却因此更为繁复困难,耗费大批工作人员的心力无数,虽然他们已力求尽善尽美,精益求精,但误谬在所难免。在此,我除了由衷感谢全体工作人员的无私奉献,衷心向他们致上最高的敬意之外,还诚敬地希望各方先进贤达不吝赐教为祷!

中国 Tweed 中心联合主任:滕起民

2013 年 10 月

前言三

Tweed-Merrifield 经典方丝弓矫治技术是口腔正畸学中一项传统的矫治技术,也是当今正畸临床矫治各类错𬌗畸形的最为精确的一种矫治方法,是现代固定矫治技术的基础。在正规的正畸培训体系中,经典方丝弓矫治技术的理论及基础训练一直以来被作为一门必修课程。正畸专科医师需进行弓丝弯制训练,并接受经典理论的培训,这已成为全球口腔正畸医师的共识。

中国 Tweed 中心自 2008 年成立以来,在国内正畸界掀起了一股强劲的 Tweed 矫治技术学习热潮,迄今为止,全国已有逾 1000 位医生参加了由中国 Tweed 中心举办的 Tweed-Merrifield 经典方丝弓矫治技术的培训。在培训过程中,我们发现许多学员很难在短时间内理解和掌握弓丝弯制的手法和技巧,需要一本包含详细操作步骤的工具书来作为指导。本书在总结以往经典方丝弓矫治技术培训班经验的基础上,结合学员的意见和建议,采取图谱的形式,详尽介绍经典方丝弓矫治技术基础训练中常用曲弯制、序列曲弯制和焊接技术的弯制手法和操作要点,并挑选了历期培训班部分学员的优秀作品进行展示。该书可以作为正畸初学者进行基础训练的自学教材,也可以作为参加 Tweed-Merrifield 经典方丝弓矫治技术培训班的辅助教程,还是正畸临床工作者的一本实用工具书。

在编撰本书的过程中,Tweed 国际基金会首位华人教官、中国 Tweed 中心联合主任滕起民教授亲自为本书多个章节的操作步骤进行了演示,并对全书提出了许多权威性的修改意见。本书中的图片有电脑制作的示意图和人工拍摄的示教图,我们对每一个操作步骤进行了几次甚至是几十次的拍摄,对照实际操作,遴选最佳图片,并且对文字再三斟酌,力求尽可能真实而准确地反映操作的手法和技巧。尽管如此,由于照相的角度、放大率等因素的影响,许多照片还是很难完全反映实际操作的每一个步骤,因此,有些内容需要通过亲自参加 Tweed-Merrifield 经典方丝弓矫治技术培训班的方式,以获得更全面的理解。另外,为了消除示教图片与读者仿作时方向相反的问题,便于读者理解和掌握弓丝弯制手法,本书第一章五个常用曲的"弯制步骤"中所有图片均采用镜像图片,犹如对着镜子弯制,读者可直观模仿操作各步骤。为了方便读者测量弓丝弯制中的所需角度,张端强教授无私提供了他改编制作的测量工具图。

本书出版之际,恰逢中国 Tweed 中心成立 5 周年,谨以此书感谢为推动经典方丝弓矫治技术在中国发展而付出艰辛努力的滕起民教授、林久祥教授、许天民教授和周彦恒教授,也感谢为积极促进经典方丝弓矫治技术在中国发展的全国口腔正畸医师。

我们本着认真严谨的态度编撰此书,但书中一定还存在诸多不足,为了进一步提高本书的质量,以供再版时修改,因而诚恳地希望各位读者、专家提出宝贵意见。

吴建勇

2013 年 10 月

目　　录

第三章　安氏Ⅱ类 1 分类双颌前突错𬌗畸形拔除 14、24、34、44使用经典方丝弓矫治器定向力矫治系统治疗　/ 093

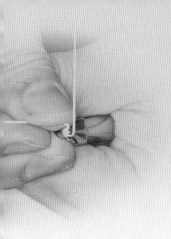

第一章

安氏 I 类 1 分类双颌前突畸形
拔除 14、24、34、44
使用经典方丝弓矫治器定向力矫治系统治疗

第一节 经典方丝弓矫治器定向力矫治系统原理简介

正畸治疗的永恒目标应该是：①面型美观；②牙列稳定；③牙列及其支持组织健康；④无功能障碍，咀嚼效率高。为了达到这些目标，必须要有明确的个体化诊断系统以及有效控制牙齿移动的矫治力系统。Tweed 三角分析法是 Tweed 理念的关键，它为实现我们的治疗目标提供了简洁明了的导向；经典方丝弓矫治器定向力矫治系统则是我们实现上述目标不可或缺的有效手段。

所谓的定向力矫治系统，就是所有的矫治力量都应该在引导患者的牙列和颌骨产生治疗所需要的反应，而避免其所产生的副作用。矫治弓丝和牵引装置的作用应该相互协同，对于未成年患者，应与其生长发育相协调；对于成年患者，这些矫治力量所产生的治疗作用不应该干扰牙列与其周边环境的正常关系，下颌平面、殆平面、腭平面与眶耳平面（FH 平面）的关系应保持不变或变平坦，若在治疗过程中发现有不良变化应及时对矫治力系统加以调整；当然，对于Ⅲ类患者或者低角患者等需要垂直向扩张、下颌平面后下旋转的，可以作为例外。

在正畸治疗过程中所使用的矫治力若不加以控制，都会产生不良作用。牙齿本身具有殆向萌出和近中移动的趋势，直丝弓技术常用的反 Spee 曲线非常容易引起下颌后牙的升高；自然牙列下颌磨牙通常前倾而具有 Spee 曲度，拔牙病例在关闭间隙时若不预先后倾直立而直接施加颌内作用力，作为支抗的磨牙就容易前倾升高，Ⅱ类牵引由于牵引力垂直方向分力的作用使下颌磨牙更易升高。磨牙的升高将使下颌发生后下旋转而影响Ⅱ类错殆患者治疗的效果（图 1-1）。因此，在使用颌内力量关闭间隙、颌间牵引调整颌间关系之前，需要在"牙列预备"和"支抗预备"阶段（详见后述治疗步骤）后倾直立磨牙。通过支抗预备，上下颌第二磨牙无殆接触，后牙向远中倾斜，第一磨牙仅近中牙尖有殆接触，这是治疗结束后"Tweed 殆"的一个典型表现。

使用后倾曲直立下颌第二磨牙时，后倾曲将使磨牙远中倾斜和升高、下前牙压低而使殆平面发生顺时针方向旋转（图 1-2）。如果使用Ⅲ类牵引抵抗后倾曲所产生的这种不良作用，但是 8 盎司Ⅲ类牵引将产生 7.9 盎司远中移动和 0.7 盎司升高前牙的力量，不足以抵抗后倾曲所产生的副作用（图 1-3）。而 8 盎司高位头帽 J 钩牵引的力量将产生 6.1 盎司远中移动和 5.1 盎司垂直向使殆平面产生逆时针方向移动的力量，足以抵消后倾曲所产生的副作用(图1-4)。

常见的牵引力量是口内橡皮圈牵引和口外头帽牵引。口内牵引由于其牵引两端的附着点附着于不同平面的空间,会在不同方向上产生分力而难以掌控,有些分力会产生副作用,使正畸医生不能控制牙列与其周边组织和环境保持和谐,无法达到所需要的治疗目标。因此,使用合适方向的口外矫治力来抵消口内牵引及弓丝所产生的不良作用力是非常必要的。J钩头帽口外力只有一个口内附着点,方向容易控制,它与矫治弓丝、口内牵引力协同作用,可以使这些矫治力达到该有的效果,而抵消其副作用。正畸医生通过其不同的组合,可作用于一颗特定的牙齿或多颗牙齿组成的单位,也可作用于单颌或双颌牙弓。这就是经典方丝弓定向力矫治系统的原理。

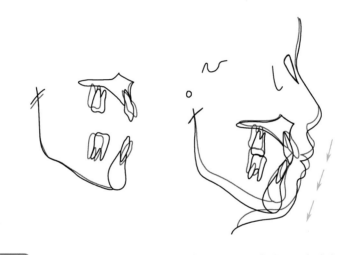

图 1-1 磨牙的升高将使下颌发生后下旋转而影响Ⅱ类错𬌗患者治疗的效果

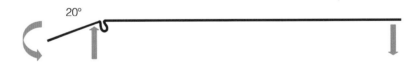

图 1-2 使用后倾曲直立下颌第二磨牙时,后倾曲将使磨牙远中倾斜和升高、下前牙压低而使𬌗平面发生顺时针方向旋转

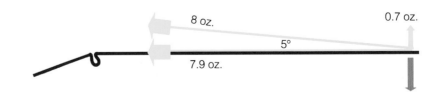

图 1-3 如果使用Ⅲ类牵引抵抗后倾曲所产生的这种不良作用,但是8盎司Ⅲ类牵引将产生7.9盎司远中移动和0.7盎司升高前牙的力量,不足以抵抗后倾曲所产生的副作用

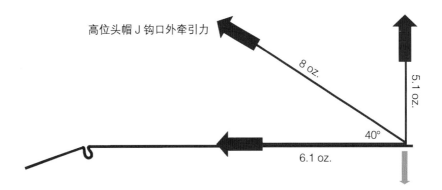
高位头帽 J 钩口外牵引力

8 oz.

5.1 oz.

40°

6.1 oz.

图 1-4　而 8 盎司高位头帽牵引的力量将产生 6.1 盎司远中移动和 5.1 盎司垂直向使𬌗平面产生逆时针方向移动的力量,足以抵消后倾曲所产生的副作用

第二节　经典方丝弓矫治器定向力矫治系统治疗步骤

经典方丝弓矫治器定向力矫治系统在治疗过程中可以分为以下四个阶段：

一、牙列准备阶段

其治疗目标是为牙列的矫治作好准备，具体包括：

1. 牙列整平。
2. 扭转牙的矫正。
3. 尖牙远中移动，同时对切牙进行初步的控制。
4. 直立末端磨牙，做好初步的支抗预备。

二、牙列矫正阶段

（一）对于下颌牙列

1. 将下颌切牙直立至理想的位置。
2. 关闭拔牙间隙。
3. 支抗预备。

（二）对于上颌牙列

1. 改善前牙前突。
2. 关闭拔牙间隙。
3. 矫正深覆𬌗深覆盖。
4. 维持后牙位置的稳定。

备注：以上两个阶段的治疗，作用于上、下颌牙弓的力系统是相互独立的。暂不使用颌间牵引或为颌间牵引准备的稳定弓丝。

三、牙列矫治完成阶段

以上这些主要的治疗目标达到后，就可以进行一些精细和微小的调整。具体包括：

1. 间隙的最终关闭。
2. 牙齿的最终定位和控制。
3. 尖牙咬合关系的完善。
4. 前牙的美学排列。
5. 过矫正目标的实现。
6. 固定矫治器的分次拆除。

四、保持恢复阶段

由于牙列的功能和肌肉的活动使牙列从过矫正状态恢复至稳定状态。

第三节　模拟𬌗架的调整

一、模拟𬌗架调整说明

1. 模拟𬌗架只能用热水泡,不要用火焰喷枪喷牙齿。

2. 不要使用钳子去移动牙齿,否则易使托槽变形或脱落。

3. 可以用火焰光滑蜡的表面,但很少会有这个需要。

4. 调整时一定要注意维持垂直高度:先调整一侧,从下颌开始;然后再调整另一侧。

5. 根据水浴的说明来移动牙齿,可以用蜡刀来帮助牙根的移动,但注意要从舌侧进行施力。

二、模拟𬌗架的设置

具体要求如下(图 1-5、1-6):

1. 通过水浴将蜡软化后拔除第一前磨牙。

2. 一次调整一个牙弓的前牙段。最好从下颌开始,然后再是上前牙段。将侧切牙轻轻地推向舌侧,尖牙稍向唇向、近中倾斜。上颌切牙稍向唇向倾斜,尖牙稍唇向、前倾。

3. 一次调整一侧后牙段。调整后牙向近中稍倾斜,保留 4mm 的拔牙间隙,用圆规来测量,确保第二磨牙向近中倾斜 10°,从右下开始调整。

4. 再调整其他三个后牙段,每次调整一段,先是右上,然后左下,最后是左上。这样做的目的是为了维持垂直高度。

5. 将第一前磨牙的牙槽窝中调补 3/4 的蜡,并保持模拟𬌗架的干净、整洁。

6. 推第一磨牙向舌侧倾斜,模拟临床的序列粘接。

7. 完成模拟𬌗架的调整。

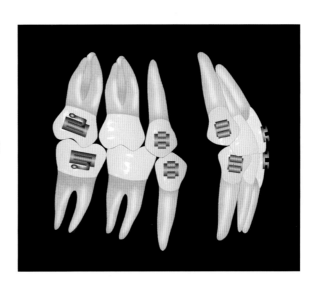

图 1-5　模拟𬌗架调整后示意图

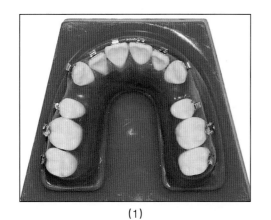

(1)

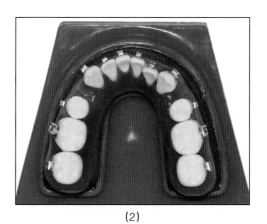

(2)

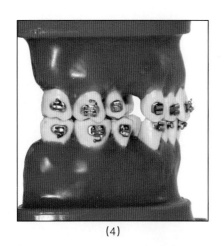

(3)

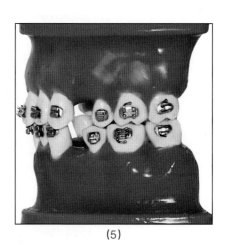

(4)   (5)

图 1-6 模拟𬌗架调整后的𬌗像
(1)、(2)调整后上下颌𬌗面像;(3)~(5)调整后咬合像

第四节 模拟𬌗架矫治过程

一、第一阶段——牙列预备

在牙列预备阶段,下颌应用 0.018 英寸 × 0.025 英寸不锈钢方丝,该弓丝既有一定的强度,可以对抗咬合力,又有一定的弹性,便于弓丝入槽;而上颌不必担心咬合力对弓丝的影响,所以选用 0.017 英寸 × 0.022 英寸不锈钢方丝。此阶段着重介绍第一组弓丝的弯制、水浴的说明、高位 J 钩牵引头帽的调整以及两次调整的具体情况。临床中,第一次戴矫正器时,是通过序列粘接,只粘接上下颌的中切牙、尖牙、第二前磨牙和第二磨牙。在模拟𬌗架上,所有牙齿都粘接了托槽(或颊面管),因此,需要通过舌向倾斜第一磨牙来模拟序列粘接,使托槽不接触钢丝。此阶段总治疗时间约 6 个月。

(一)弯制第一组弓丝(表 1-1,图 1-7~1-9)

表 1-1 第一组弓丝弯制及应用要点

	下颌牙弓	上颌牙弓
弓丝尺寸	0.018 英寸 × 0.025 英寸不锈钢方丝	0.017 英寸 × 0.022 英寸不锈钢方丝
第一序列弯曲	1. 弓丝宽度——保持磨牙间宽度,尖牙弧度两侧各缩窄 0.5mm,并与错𬌗形态大致协调 2. 紧邻第二前磨牙托槽近中弯制 1mm 的外展弯 3. 第二磨牙末端稍内收	1. 弓丝宽度——保持磨牙间宽度,尖牙处略缩窄,第 1 个月与错𬌗的形态相一致 2. 侧切牙内收弯,尖牙弧度 3. 第二磨牙末端轻微内收 4. 紧邻第二前磨牙托槽近中弯制 1mm 的外展弯
第三序列弯曲	前牙(-7°) 尖牙(-12°) 后牙(-20°)	前牙(0°) 尖牙(-7°) 后牙(-12°)
第二序列弯曲	1. Ω 阻挡曲紧靠第二磨牙颊面管 2. 根据读数,在 Ω 阻挡曲远中处弯制适度后倾曲,产生对第二磨牙大约 15° 的有效后倾作用	1. Ω 阻挡曲紧靠第二磨牙颊面管 2. 若第二磨牙的原始读数大约 20°。弓丝需在第二磨牙处弯制 25° 的远中倾斜,以维持第二磨牙 20° 远中倾斜(弓丝较颊管尺寸小而存在余隙)
附件	无	无
结扎	所有牙齿均单独结扎,尖牙向远中结扎,以控制其远中扭转,侧切牙不结扎	所有牙齿均单独结扎,尖牙向远中结扎,以控制其远中扭转,侧切牙不结扎
加力	不要将磨牙与 Ω 阻挡曲结扎在一起	不要将磨牙与 Ω 阻挡曲结扎在一起
辅助装置	矫治器初戴 5 天后,在尖牙托槽近中进行高位 J 钩头帽牵引,力量大小 8~12 盎司,每天佩戴 14 小时	矫治器初戴 6 天后,在尖牙托槽近中进行高位 J 钩头帽牵引,力量大小 8~12 盎司,每天佩戴 14 小时

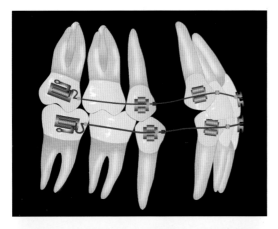

图 1-7 理想形态的弓丝入槽,蓝色标记点为第一序列弯曲位置,绿色标记点为第三序列弯曲位置

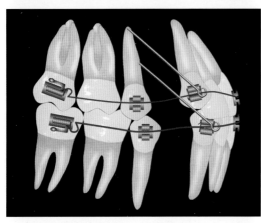

图 1-8 结扎弓丝,加力,根据要求佩戴 J 钩牵引头帽

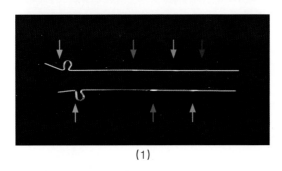

(1)

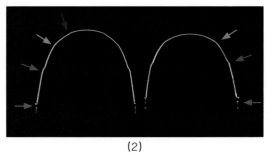

(2)

图 1-9 第一组弓丝完成后的形态,图上的箭头根据颜色不同分别指示不同序列弯曲及附件
(1)上下颌弓丝侧面观;(2)上下颌弓丝殆面观

———▶ 侧切牙内收弯
———▶ 尖牙弧度
———▶ 第二前磨牙外展弯
———▶ 第二磨牙后倾弯
———▶ 第二磨牙轻微内收弯

【第一阶段模拟𬌗架矫治说明】

1. 初始弓丝需要仔细弯制,并注意上下弓丝形态的协调。需要与患者强调必须注意口腔卫生,并认真戴用头帽。

2. 下颌第一套弓丝的治疗目标包括第二磨牙的直立、牙列的整平、扭转牙的纠正、切牙的稳定以及尖牙的直立后移。

3. 上颌第一套弓丝的目的是纠正扭转、尖牙远移、排齐牙齿和维持纵𬌗曲线。由于上颌不必担心咬合力引起弓丝变形,故选用尺寸稍小的 0.017×0.022 不锈钢方丝。

4. 若牙齿排齐没有足够的间隙,不要将拥挤的前牙完全结扎就位。

1. 水浴说明(图 1-10~1-14)

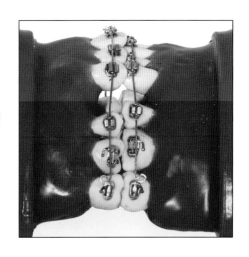

图 1-10　将模拟𬌗架后牙段在热水浴中浸泡,下颌第二磨牙直立后用冷水冷却

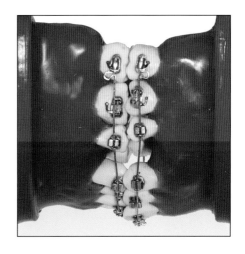

图 1-11　将模拟𬌗架前牙段在热水浴中浸泡

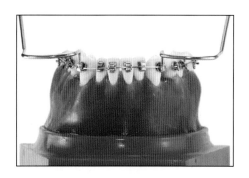

图 1-12 下颌 J 钩调整完成后的前面观,下颌尖牙在 J 钩的作用下向每侧远中移动 1mm 高位 J 钩牵引头帽调整详见"附 1"

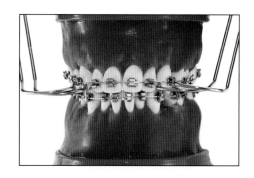

图 1-13 上下颌 J 钩调整完成后的前面观,上颌尖牙在 J 钩的作用下,每侧远中移动 1mm 高位 J 钩牵引头帽调整详见"附 1"

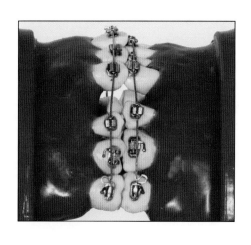

图 1-14 从后往前分次浸泡模拟𬌗架,排齐牙齿并纠正扭转,必要时可使用旋转结扎,冷却模拟𬌗架

2. 水浴完成时的目标(图 1-15)

(1) 下颌牙弓:

1) 尖牙远移 1mm。

2) 第二磨牙已直立至 0°~5°。

3) Spee 曲线开始整平。

4) 扭转的牙齿开始扭正。

(2) 上颌牙弓:

1) 尖牙远移 1mm。

2) 第二磨牙维持 20° 的后倾。

3) 扭转的牙齿开始扭正。

【患者情况】

若 J 钩刺激嘴唇,则需调整使其不压迫嘴唇;若尖牙后移少于 1mm 或没有松动,则说明患者戴用 J 钩的时间不够。

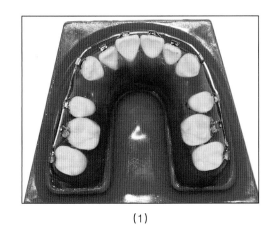

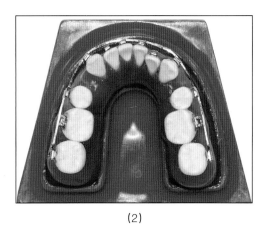

(1)　　　　　　　　　　　　　　　　(2)

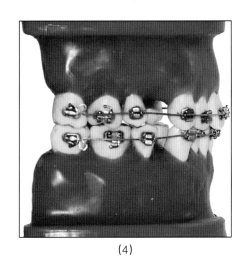

(3)

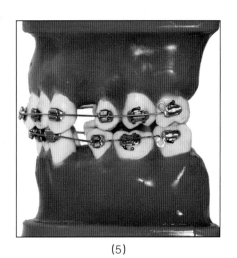

(4)　　　　　　　　　　　　　　　　(5)

图 1-15 水浴调整后的𬌗像
(1)、(2)水浴后上下颌𬌗面像;(3)~(5)水浴后咬合像

（二）第一次调整加力

1. 第一次调整加力要求（图 1-16、1-17）

（1）下颌牙弓：

> 1）1个月后，拆下下颌弓丝，第二磨牙读数值应该为 0°~5°，将第二磨牙处的后倾增加至 15°。
>
> 2）消除弓丝的变形，调整弓形。
>
> 3）匹配上下弓形。
>
> 4）必要时更换弓丝，也可以采用旋转结扎，尖牙扎向远中。

（2）上颌牙弓：

> 1）1个月后，拆下上颌弓丝，上颌第一磨牙粘接带环（在模拟𬌗架上将第一磨牙颊向复位，适应弓丝的被动入槽）。
>
> 2）维持第二磨牙的 25° 的后倾。
>
> 3）调整弓形，增加第一磨牙外展弯。
>
> 4）每颗牙齿单独结扎；尖牙向远中结扎以控制其远中扭转。

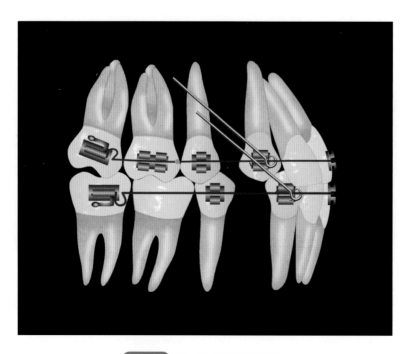

图 1-16 第一次调整后示意图

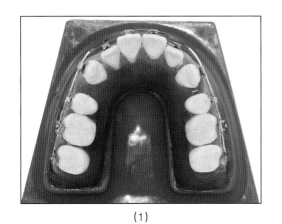
(1)

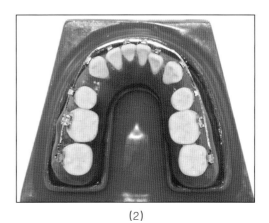
(2)

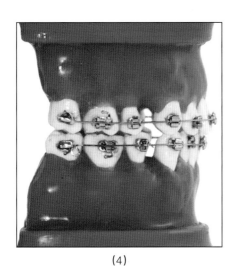
(3)

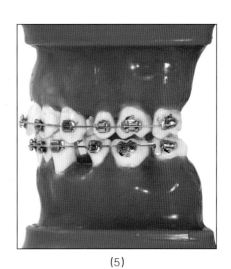
(4)

(5)

图 1-17 第一次加力后的殆像
(1)、(2)第一次加力后上下颌殆面像;(3)~(5)第一次加力后咬合像

2. 第一次调整加力的目标：

（1）下颌牙弓：

1）尖牙远移 3mm。

2）第二磨牙直立 10°~15°。

3）维持中切牙的垂直向及唇舌向位置（可以通过观察其与未粘接托槽的侧切牙的关系进行判断）。

4）Spee 曲线基本整平。

5）继续矫正扭转。

（2）上颌牙弓：

1）尖牙内收 3mm。

2）第二磨牙远中直立保持 20°。

3）扭转继续矫正。

（三）第二次调整加力（图 1-18~1-20）

1. 第二次调整加力要求

（1）下颌牙弓：

1）拆除下颌弓丝，进行读数，此时第二磨牙应远中直立 10°~15°。在第一磨牙粘接带环（在模拟 架上将第一磨牙颊向复位，适应弓丝的被动入槽），增加第一磨牙外展弯，必要时在第一磨牙近远中 弯制"向下补偿台阶"。

2）消除弓丝的形变，调整弓形，检查其对称性。

3）弓丝重新就位，4 个切牙分别单独入槽结扎，尖牙向远中单独结扎。使用 0.012 结扎丝连续结 扎第二磨牙、Ω 阻挡曲、第一磨牙双翼托槽和第二前磨牙托槽，连续结扎之间均需拧紧。在第二前磨 牙与尖牙间放置三个单位的链状皮圈协助尖牙远移。

（2）上颌牙弓：

1）拆除上颌弓丝后，进行读数，确保第二磨牙的远中倾斜为 20°。

2）消除弓丝的形变，匹配上下弓形。

3）单独结扎每颗托槽，尖牙向远中结扎；从第二磨牙、Ω 阻挡曲、第一磨牙双翼托槽至第二前磨 牙托槽用结扎丝连续结扎。

4）尖牙和第二前磨牙间使用三个单位的链状橡皮圈协助尖牙远移。

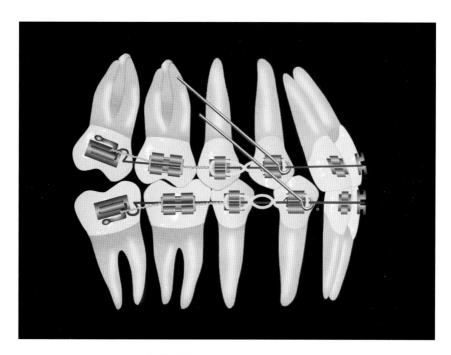

图 1-18 第二次调整后示意图

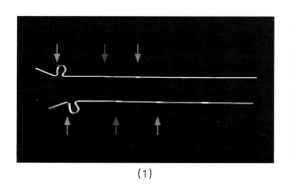

(1)

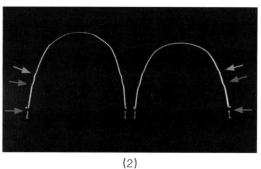

(2)

图 1-19 第一组弓丝第二次调整后弓丝形态,图上的箭头根据颜色不同分别指示不同序列弯曲
(1) 上下颌弓丝侧面观;(2) 上下颌弓丝殆面观

━━▶ 随着尖牙远移,第二前磨牙外展弯逐步减小,直至完全消除
━━▶ 增加第一磨牙外展弯
━━▶ 增加第二磨牙后倾弯到理想值
━━▶ 第二磨牙轻微内收弯

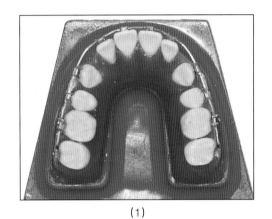
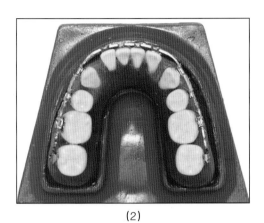

(1)　　　　　　　　　　(2)

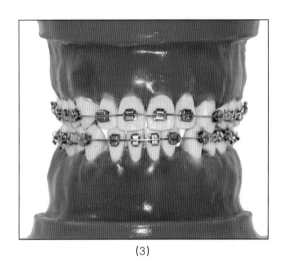

(3)

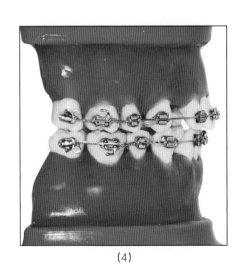
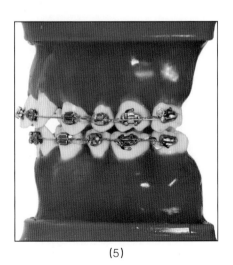

(4)　　　　　　　　　　(5)

图 1-20　第二次加力后的𬌗像
(1)、(2)第二次加力后上下颌𬌗面像;(3)~(5)第二次加力后咬合像

2. 第二次调整完成时的标准（图 1-21、1-22）

（1）下颌牙弓：

> 1）尖牙后移完成，与第二前磨牙近中接触。
>
> 2）第二磨牙远中倾斜 12°~15°。
>
> 3）𬌗平面已整平。切牙虽已开始直立，但没有被压入。
>
> 4）扭转的牙齿已被扭正。

（2）上颌牙弓：

> 1）尖牙后移完成，与第二前磨牙近中接触。
>
> 2）所有扭转的牙齿已被扭正，托槽完全就位。
>
> 3）维持前牙的位置。
>
> 4）第二磨牙远中倾斜 20°。

注意： 在第三次调整加力时，后牙段的连续结扎可能会影响下颌牙列的整平及末端磨牙的支抗预备。所以，当尖牙远移到位后，需再次检查末端磨牙的后倾读数（readout），必要时将上下再次单个结扎，但第二磨牙不与阻挡曲结扎。

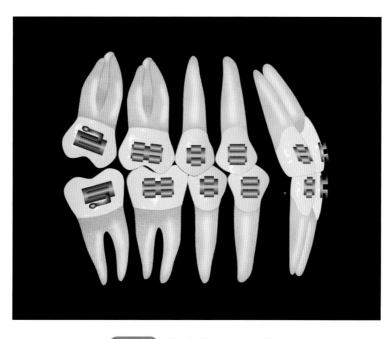

图 1-21　第一阶段完成后示意图

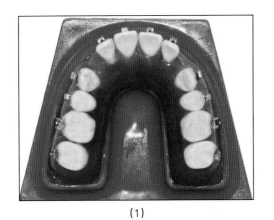

(1)

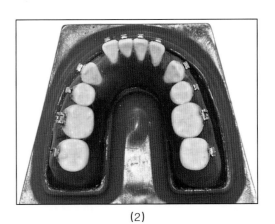

(2)

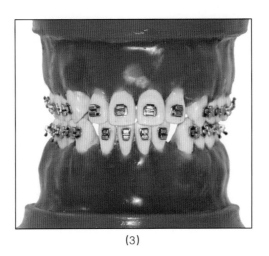

(3)

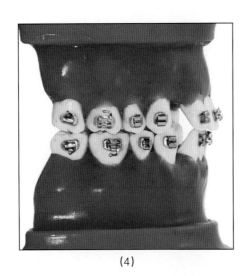

(4)

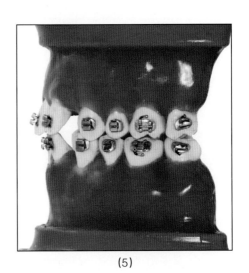

(5)

图 1-22 第一阶段完成后的殆像
(1)、(2)第一阶段完成后上下颌殆面像;(3)~(5)第一阶段完成后咬合像

附 1 高位 J 钩牵引头帽调整

（一）上颌 J 钩形态的调整（图 1-23~1-29）

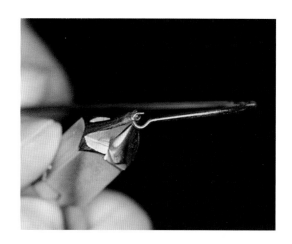

图 1-23 用小日月钳打开小圈的开口

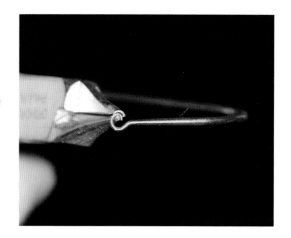

图 1-24 钳子的圆喙在内、弯喙在外夹住开口尾端向内弯,使开口向内闭合,留出刚好可容纳弓丝进出的间隙

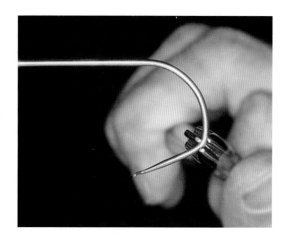

图 1-25 用三爪钳在 J 钩的两个转弯处形成接近 90°的转折

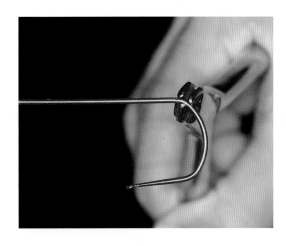

图 1-26 使长短两臂接近平行

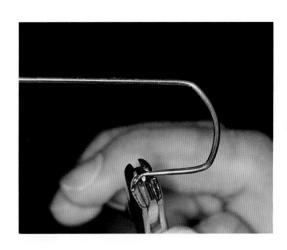

图 1-27 再将小圈向外折 45°

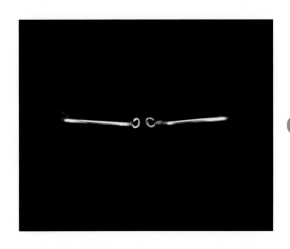

图 1-28 调整完成后的上颌 J 钩

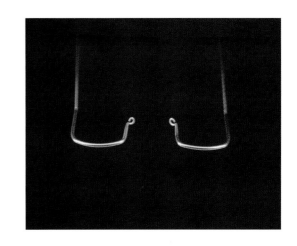

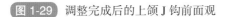 调整完成后的上颌 J 钩前面观

（二）下颌 J 钩形态的调整（图 1-30~1-36）

第一步至第四步调整与上颌相同。

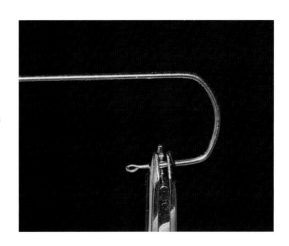

图 1-30 用三爪钳在短臂上位于小圈上方约 5mm 处，向下折

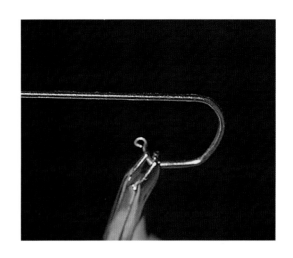

图 1-31 直至形成 90° 夹角

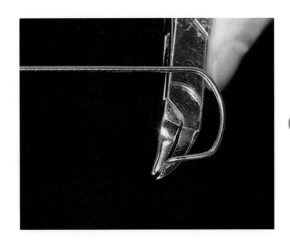

图 1-32 用鹰嘴钳钳住小圈向外转 45°

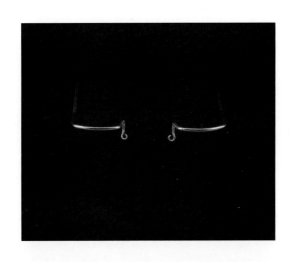

图 1-33 调整完成后的下颌 J 钩

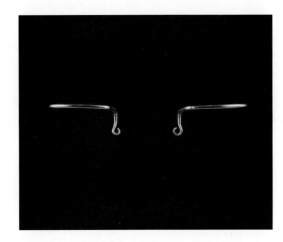

图 1-34 调整后的下颌 J 钩前面观

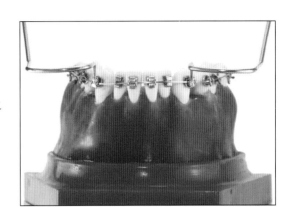

图 1-35 在模拟𬌗架上试戴 J 钩,调整小圈,使之与尖牙托槽的近中面平贴并紧密接触

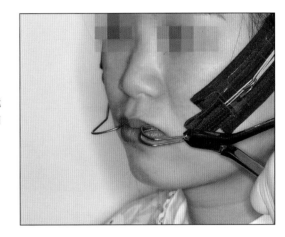

图 1-36 用三爪钳在 J 钩长臂上,与双侧尖牙连线水平处,将上下 J 钩的远端折向上,使之与牵引方向一致

二、第二阶段——牙列矫治

在牙列矫治阶段,下颌换用较粗的 0.019 英寸 × 0.025 英寸不锈钢方丝弯制关闭曲关闭间隙,上颌前牙因为需要较强的转矩控制,因而换用更粗的 0.020 英寸 × 0.025 英寸不锈钢方丝。临床中,下颌的间隙通常较上颌早 1~4 个月关闭,在下颌间隙关闭后,需要更换弓丝(第二组 -A 弓丝),对下颌后牙进行"10-2 支抗预备",支抗预备完成后,上颌间隙也已完全关闭,便可进入下一阶段。此阶段结束时,总治疗时间约为 14~16 个月。

(一) 弯制第二组弓丝 (表 1-2, 图 1-37~1-39)

表 1-2　第二组弓丝弯制及应用要点

	下颌牙弓	上颌牙弓
弓丝尺寸	0.019 英寸 × 0.025 英寸不锈钢方丝	0.020 英寸 × 0.025 英寸不锈钢方丝
第一序列弯曲	1. 切牙段弧形稍打平 2. 尖牙外展弯 3. 第一磨牙外展弯近中移位, 紧贴至第二前磨牙托槽远中	1. 侧切牙的内收弯 2. 尖牙外展弯 3. 第一磨牙外展弯 4. 第二磨牙末端内收
第三序列弯曲	1. 在切牙段维持 7° 的有效负转矩, 使其在内收过程中逐渐直立。每次调整时增加冠舌向转矩, 使切牙段维持有 7° 的有效负转矩作用 2. 尖牙区和后牙区弯制理想的被动负转矩, 分别为 –12° 和 –20°	1. 前牙: +7° 2. 尖牙: –7° 3. 后牙: –12°
第二序列弯曲	1. 在侧切牙远中 1.5mm 处弯制高度为 7mm 的垂直关闭曲。 2. Ω 阻挡曲处有 15° 的后倾曲; 该曲至颊面管的距离应大于剩余拔牙间隙, 使该弓丝能完成间隙的关闭; 需增加该曲远中腿的高度, 维持第二磨牙的远中倾斜。 3. 参考值 <table><tr><td>7</td><td>6</td><td>5</td><td>3</td><td>2</td><td>1</td></tr><tr><td>15°</td><td>0°</td><td>0°</td><td>0°</td><td>0°</td><td>0°</td></tr></table> 4. 没有反 Spee 曲线	1. 在侧切牙远中 1.5mm 处弯制高度为 7.5mm 的垂直关闭曲。 2. 紧靠第一磨牙托槽远中弯制 Ω 阻挡曲。 3. 参考值 <table><tr><td>20°</td><td>10°</td><td>5°</td><td>0°</td><td>0°</td><td>0°</td></tr><tr><td>7</td><td>6</td><td>5</td><td>3</td><td>2</td><td>1</td></tr></table>
附件	中切牙远中向龈方焊接 0.028 佩戴 J 钩的牵引钩	中切牙远中向龈方焊接 0.032 佩戴 J 钩的牵引钩
结扎	在放置弓丝之前, 用 0.007 英寸的结扎丝将第二前磨牙和尖牙结扎, 其他牙齿单独结扎	切牙和尖牙单独结扎, 然后打开关闭曲
加力	在阻挡曲上使用结扎丝将关闭曲向远中打开 1mm, 同时使用高位牵引。如有必要, 在每次调节时增加切牙段的负转矩	将第二磨牙颊面管与阻挡曲用结扎丝抽紧, 待关闭曲打开 1mm 后紧转 2 圈, 再往前在第一磨牙托槽翼转紧 2 圈, 最后至尖牙托槽完全扎紧结扎丝。注意: 关闭曲加力不能超过 1mm
辅助装置	高位牵引力值为 8 盎司, 每天使用 12 小时。前牙需要直立越多, 高位牵引需要使用时间越长	高位牵引每天使用 14 小时

注意: 使用关闭曲内收上前牙过程中, 必须仔细检查第三序列弯曲的情况。通常, 上前牙内收时需加大根舌向转矩。临床上常通过 X 线头侧位片检查牙根位置。

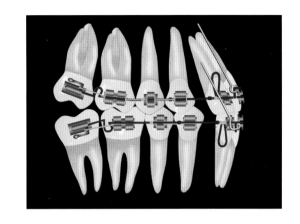

图 1-37 弓丝上弯制三个序列弯曲

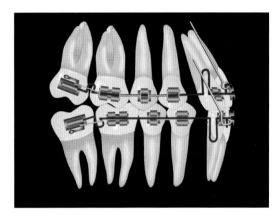

图 1-38 结扎弓丝,加力,根据要求佩戴 J 钩
牵引头帽

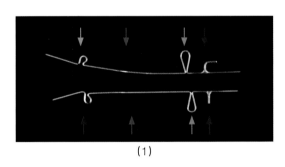

(1)

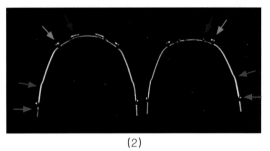

(2)

图 1-39 第二组弓丝完成后的形态,图上的箭头根据颜色不同分别指示不同序列弯曲及附件
(1)上下颌弓丝侧面观;(2)上下颌弓丝𬌗面观

➡ 中切牙远中的高位牵引钩
➡ 侧切牙远中关闭曲
➡ 紧靠第二前磨牙托槽远中的第一磨牙外展弯
➡ 第二磨牙后倾弯,上颌形成轻度的 spee 曲线
➡ 下颌阻挡曲的高低脚
➡ 第二磨牙轻微内收弯

【第二阶段模拟𬌗架矫治说明】

下颌牙弓：①下颌闭合曲每次加力1mm，阻挡曲将逐渐靠近颊面管，为了使弓丝末端与颊面管保持被动状态，并维持末端磨牙15°的后倾，每次均需拆下弓丝并将阻挡曲的远中腿高度降低；②完全关闭下颌间隙通常需要3~4次复诊；③每次加力均需注意切牙段转矩控制，使其始终保持冠舌向转矩被动加力的状态，促进下切牙的直立。

注意：在临床治疗中，下颌高位牵引头帽在这个阶段需根据前牙内收的情况和磨牙的关系，适当减少牵引的时间或停止使用。

上颌牙弓：对于上颌牙列，每次加力1mm。其关键的步骤是需要使用高位牵引头帽，对上前牙施加压入的方向性力。高位J钩牵引头帽调整详见"附2"。

1. 水浴说明

（1）下颌的弓丝通过阻挡曲向后结扎，使关闭曲每次打开1.0mm，这个过程仅仅水浴前牙段。

（2）上颌前牙段水浴后，通过高位牵引头帽来辅助前牙的内收。

2. 水浴完成时的目标（图1-40）

（1）关闭曲完全关闭，拔牙间隙关闭1mm。

（2）后牙位置得到维持。

（3）由于高位牵引头帽的作用，前牙覆𬌗可能减小。

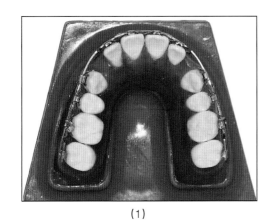
(1)

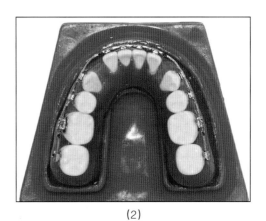
(2)

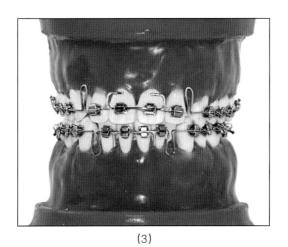
(3)

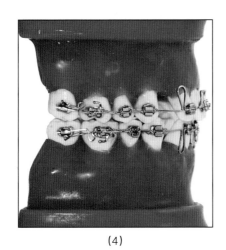
(4)

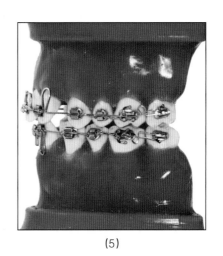
(5)

图 1-40 第二组弓丝加力后的殆像
(1)、(2)加力后上下颌殆面像;(3)~(5)加力后咬合像

（二）弯制第二组 -A 弓丝

当下颌所有间隙闭合以后，下颌需要更换 0.019 英寸 ×0.025 英寸弓丝进行下颌支抗的预备，上颌继续沿用上一组弓丝继续关闭间隙（表 1-3）。

表 1-3　第二组 -A 弓丝：下颌"10-2 支抗预备"弓丝弯制及应用要点

	下颌牙弓	上颌牙弓
弓丝尺寸	0.019 英寸 ×0.025 英寸不锈钢方丝	沿用上一组弓丝
第一序列弯曲	1. 切牙区弧度略平 2. 尖牙外展弯 3. 第一磨牙外展弯	
第三序列弯曲	前牙：（-7°） 尖牙：（-12°） 后牙：（-20°）	
第二序列弯曲	1. 阻挡曲紧贴颊面管 2. 第二磨牙远中倾斜 15° 3. 无反 Spee 曲线	
附件	下侧切牙远中龈向焊接 0.028 牵引钩	
结扎	所有牙齿单个结扎，尖牙向远中结扎	
加力	检查第二磨牙后倾角度，必要时再次进行第二磨牙远中倾斜 15° 的支抗预备。然后按后续步骤分别进行 10-2-6、10-2-5 的支抗预备	
辅助装置	使用 8 盎司力进行垂直牵引。上颌继续使用 12 盎司力进行高位牵引 1. 此病例为最大支抗病例，当增加 10-2-7 支抗和预备 10-2-6、10-2-5 支抗时，最好在中切牙远中牵引钩使用高位头帽 J 钩。一般使用 8 盎司力的橡皮圈，头帽每天使用 10 小时 2. 同时在上颌弓丝牵引钩使用每侧 12 盎司力的高位头帽牵引	

1. 下颌牙弓的后续操作步骤

（1）第二磨牙（10-2-7）支抗预备（图 1-41）：第二磨牙加 15° 后倾弯。由于在牙列预备期施加在第二磨牙的 15° 后倾可能在间隙关闭过程中丢失，因此，如果末端磨牙读数不足 15°，需要再次施加。

水浴：如需要，只浸泡下颌第二磨牙，用蜡刀协助第二磨牙直立后倾。

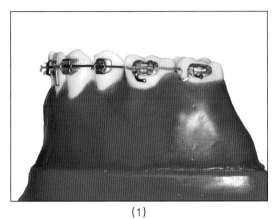
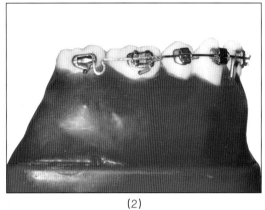

(1)　　　　　　　　　　　　　　　　　　(2)

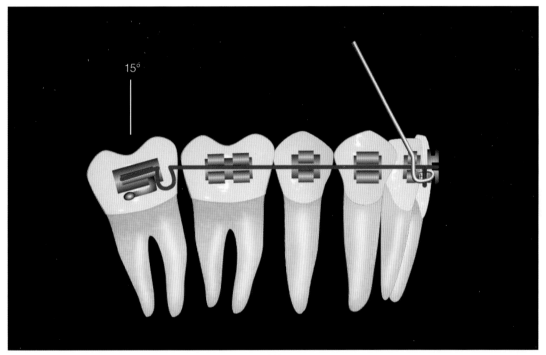

(3)

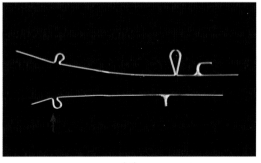

(4)

图 1-41 10-2-7 支抗预备
(1)、(2) 第二磨牙支抗预备完成；(3)10-2-7 支抗预备
示意图；(4) 弓丝侧面观，红色箭头指示 15°后倾弯的
位置

(2) 第一磨牙(10-2-6)支抗预备(图 1-42):在第一磨牙托槽近中 1mm 弯制 10°的后倾弯。

在阻挡曲的近中作代偿性弯曲,使弓丝能保持 15°的远中倾斜。此时上颌继续关闭剩余间隙或间隙已完全关闭。

第二组弓丝 -A,预备第一磨牙支抗(10-2-6)。水浴浸泡后牙段完成支抗预备。

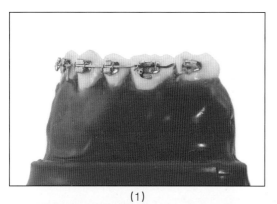

(1)

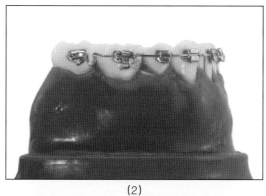

(2)

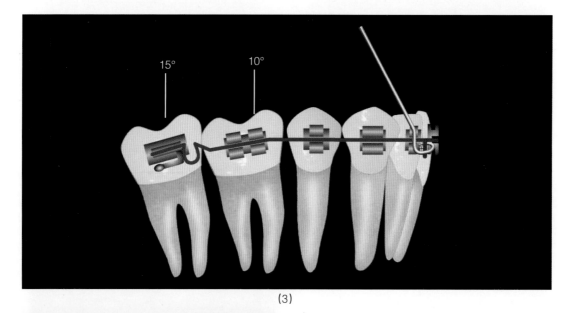

(3)

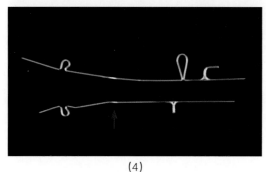

(4)

图 1-42 10-2-6 支抗预备

(1)、(2)第一磨牙支抗预备完成;(3)10-2-6 支抗预备示意图;(4)弓丝侧面观,红色箭头指示 10°后倾弯的位置

(3) 第二前磨牙(10-2-5)支抗预备(图 1-43):再次拆下原弓丝,在第二前磨牙托槽近中 1mm 处弯制 5°
后倾弯。在第二前磨牙和第一磨牙间弯制补偿性弯曲,使弓丝能保持第一磨牙 8°远中倾斜。继续保持第
二磨牙 15°的远中倾斜。此时上颌间隙应已完全关闭,或已准备换用下一组弓丝。

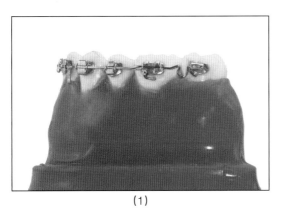

(1)

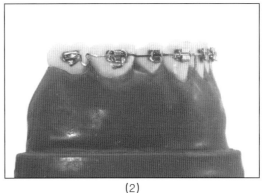

(2)

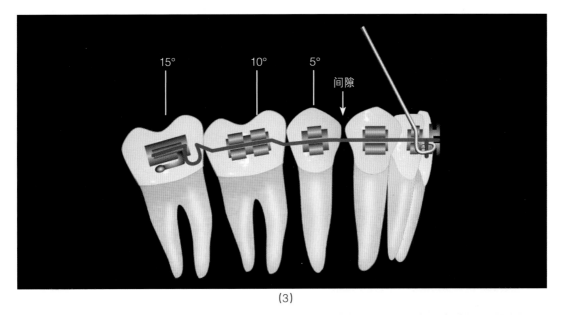

(3)

图 1-43 10-2-5 支抗预备
(1)、(2)第二前磨牙支抗预备完成;(3)10-2-5 支抗预
备示意图;(4)弓丝侧面观,红色箭头指示 5°后倾弯
的位置

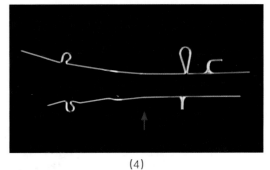

(4)

（4）测量支抗预备的"读数"（readout）：支抗预备后后牙支抗"读数"的范围是：

第二磨牙 10°

第一磨牙 2°~5°

第二前磨牙 0°~5°

2. 水浴说明

（1）使用第二组 -A 弓丝进行 10-2-6 支抗预备时，只浸泡𬌗架的后牙部分。

（2）继续调整第二组 -A 弓丝进行 10-2-5 支抗预备，只浸泡𬌗架的后牙部分。

3. 第二组弓丝、下颌第二组 -A 弓丝完成时的标准

（1）下颌：前牙间隙完全关闭，后牙支抗预备完成。第二组 -A 弓丝也会同时改善尖牙的轴倾度。模拟𬌗架由于蜡较软的原因，10° 的后倾曲将对第二磨牙产生 10° 的远中倾斜；但对于实际的患者，通常需要在弓丝上弯制 15° 的后倾曲，才能使第二磨牙产生 10° 的远中倾斜作用。

（2）上颌：前牙突度已获改善，上颌后牙的后倾角度得以维持。

附 2 高位 J 钩牵引头帽调整

（一）上颌 J 钩形态的调整（图 1-44~1-46）

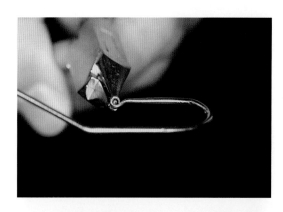

图 1-44 用小日月钳，圆喙在内，弯喙在外，向内收紧小圈的开口

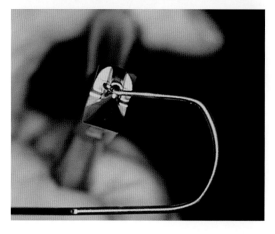

图 1-45 并按第一次调整的反方向回折约 20°

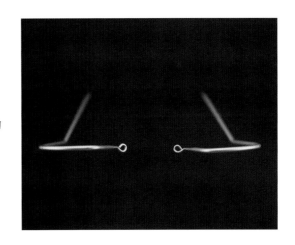

图 1-46　调整完成后的上颌 J 钩

(二) 下颌 J 钩形态的调整 (图 1-47~ 图 1-51)
使用与上颌同样的方法将小圈的开口完全闭合。

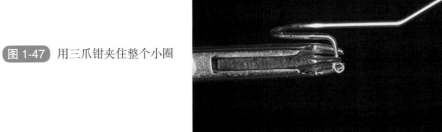

图 1-47　用三爪钳夹住整个小圈

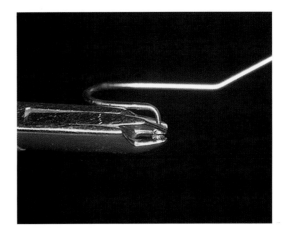

图 1-48　向上弯 90°

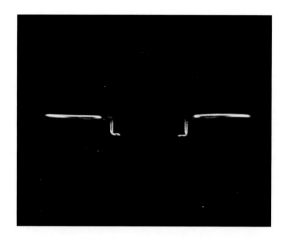

图 1-49 调整完成后的下颌 J 钩

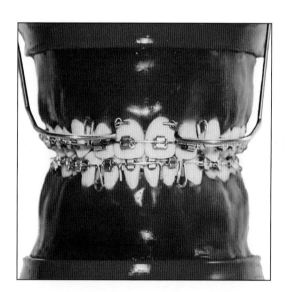

图 1-50 在模拟𬌗架上,J 钩就位后使小圈与牵引钩基本垂直

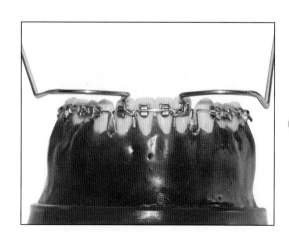

图 1-51 下颌 J 钩就位后,小圈与牵引钩垂直

三、第三阶段——牙列完成

在牙列完成阶段,需要用到两组弓丝,即"第三组弓丝"与"第四组弓丝",而"第四组弓丝"实际上是在上一组弓丝的基础上稍作调整,不用重新更换。此阶段开始应用 II 类牵引、前牙垂直牵引及尖牙的就位牵引,需要强调患者的密切配合。这个阶段完成后,该病例便可准备结束治疗,总治疗时间约为 18~22 个月。

(一)弯制第三组弓丝(表 1-4,图 1-52~1-54)

表 1-4 第三组弓丝(0 .0215 英寸 × 0.028 英寸的稳定弓丝)的弯制及应用要点

	下颌牙弓	上颌牙弓
弓丝尺寸	0.0215 英寸 × 0.028 英寸不锈钢方丝	0.0215 英寸 × 0.028 英寸不锈钢方丝
第一序列弯曲	1. 略缩窄的理想牙弓形态,前牙弧度略平 2. 尖牙外展弯 3. 第一磨牙外展弯 4. 非常轻微的第二磨牙末端内收	1. 理想的牙弓形 2. 侧切牙内收弯 3. 轻微的尖牙外展弯 4. 第一磨牙外展弯 5. 第二磨牙末端内收弯
第三序列弯曲	1. 切牙的理想转矩(−7°) 2. 尖牙的理想转矩(−12°) 3. 后牙的理想转矩(−20°) 4. 参考值 7 6 5 3 2 1 −20° −20° −20° −12° −7° −7° * 使用转矩钳测量理想弓丝的第三序列弯曲,使弓丝被动入槽	1. 需要时,弯制切牙正转矩、后牙负转矩;如需要,第二磨牙过度负转矩 2. 参考值 7 6 5 3 2 1 −12° −12° −12° −7° 0° 0°
第二序列弯曲	1. Ω 形阻挡曲位于第二磨牙颊面管近中 0.5mm。 2. 参考值 7 6 5 3 2 1 15° 10° 5° 0° 0° 0° 3. 无反 Spee 曲线	1. Ω 形阻挡曲紧贴第二磨牙颊面管 2. 参考值 7 6 5 3 2 1 20° 10° 5° 0° 5° 3° 3. 使用以上参考值弯制弓丝 Spee 曲度 4. 弯制前牙段的美观曲
附件	侧切牙远中龈方焊接 0.028 英寸牵引钩,用于上下颌间垂直牵引	侧切牙远中焊接 II 类牵引和前方垂直牵引的牵引钩。中切牙与侧切牙之间焊接高位牵引的龈方牵引钩
结扎	前牙托槽使用结扎丝或结扎圈单个结扎;尖牙向远中方向结扎;第二磨牙、阻挡曲、第一磨牙与第二前磨牙使用 0.011 英寸或 0.012 英寸的结扎丝连续结扎	从前牙开始单独结扎所有牙齿。第二磨牙不与阻挡曲结扎
加力	通过将第二磨牙和阻挡曲的紧结扎,方丝将整个牙列连成一个整体起作用	弓丝由辅助装置加力
辅助装置	在下颌第二磨牙颊面管近中的牵引钩和上颌侧切牙远中牵引钩使用 II 类牵引,上下颌侧切牙远中牵引钩上使用垂直牵引	侧切牙远中牵引钩同时行 II 类牵引和前方垂直牵引。中切牙远中所焊牵引钩行高位牵引(严重病例则在侧切牙远中 II 类牵引钩行水平位牵引)

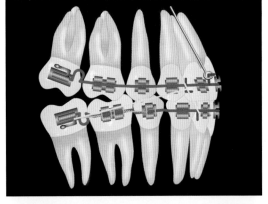

图 1-52 第二前磨牙弯制补偿曲,并增加第一磨牙近中补偿曲的高度,下颌通过结扎,形成一个整体

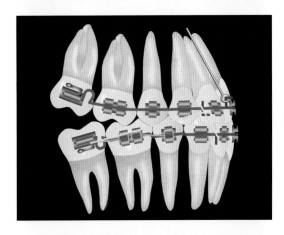

图 1-53 上颌整体远中移动,覆盖减小

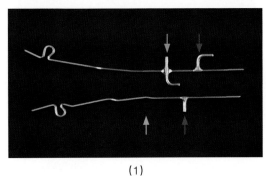

(1)

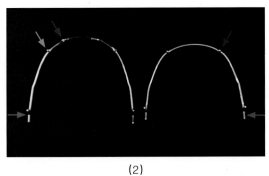

(2)

图 1-54 第三组弓丝完成后的形态,图上的箭头根据颜色不同分别指示不同序列弯曲及附件
(1)上下颌弓丝侧面观;(2)上下颌弓丝𬌗面观

——▶ 上颌中切牙远中及下颌侧切牙远中的高位头帽牵引钩
——▶ 上颌侧切牙远中的Ⅱ类垂直牵引钩
——▶ 下颌第二前磨牙近中补偿弯
——▶ 第二磨牙的轻度内收弯

注意: 下颌稳定弓丝三个序列弯曲的位置均在后牙的邻间区,这将使第二序列弯曲的位置向近中移位,因此需要在第二前磨牙弯制补偿曲,并增加第一磨牙近中补偿曲的高度。

【 第三阶段模拟𬌗架矫治说明 】

要求患者每天 24 小时戴 8 盎司力的 Ⅱ 类牵引,夜间戴用高位牵引和前方垂直牵引。

根据患者的合作情况和畸形严重程度,此弓丝需使用 2~4 个月。每次复诊都应拆下弓丝,仔细调整,纠正变形,加力,再次结扎。Ⅱ 类牵引使用至磨牙关系达到过矫正。

此弓丝使用完成后,应重新拍摄 X 线头颅定位侧位片,并重新测量记录,进行"读数"检查。

应对比检查以下内容:①下颌支抗;②切牙位置;③ ANB 角减小量;④软组织改变程度;⑤将 X 线头颅定位侧位片进行重叠,检查不利的牙移动;⑥拔牙区周围牙齿的牙根平行情况和上切牙轴倾度;⑦后牙远中倾斜的轴倾度。

1. 水浴说明 从后牙段开始,只浸泡上牙弓。

当蜡足够软时,在牙有咬合接触时使用 Ⅱ 类牵引,直至达到 Ⅰ 类𬌗关系的轻微过矫正。

2. 水浴完成目标(图 1-55) 所有牙齿排列整齐,无扭转;转矩及前牙的美观曲得到充分的表达;磨牙达到 Ⅰ 类𬌗关系的轻微过矫正;前牙浅覆𬌗浅覆盖。

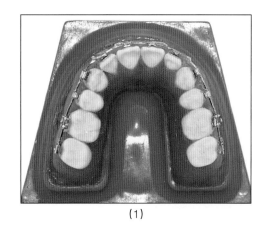

(1)

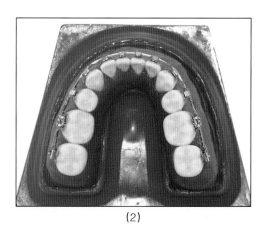

(2)

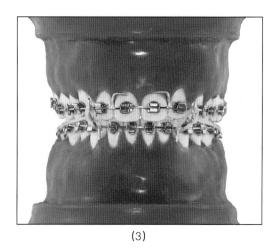

(3)

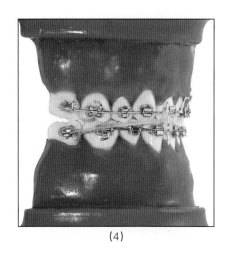

(4)

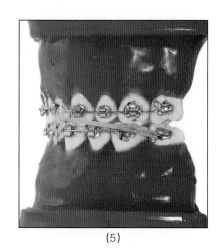

(5)

图 1-55 第三组弓丝加力后的𬌗像

(1)、(2)加力后上下颌𬌗面像;(3)~(5)加力后咬合像

(二)弯制第四组弓丝(表1-5,图1-56~1-59)

表1-5 将第三组弓丝稍作调整,作为第四组弓丝,完成治疗

	下颌牙弓	上颌牙弓
弓丝尺寸	沿用上一组弓丝	沿用上一组弓丝
第一序列弯曲	1. 略缩窄的理想弓形 2. 第二磨牙末端内收弯	1. 各方面都应达理想化标准 2. 需要时可做第二磨牙末端内收弯
第三序列弯曲	被动的负转矩	1. 如有必要,可弯制前牙区的冠唇向转矩,以达到上颌前牙的理想位置 2. 第二磨牙被动或负转矩,以达到理想位置
第二序列弯曲	与第三组弓丝相同	与第三组弓丝相同
附件	尖牙远中龈方焊接垂直牵引钩	尖牙远中龈方焊接垂直牵引钩
结扎	与第三组弓丝相同	与第三组弓丝相同
加力	无	无
辅助装置	如有必要,可使用Ⅱ类牵引、前方垂直牵引及上颌尖牙近中牵引钩至下颌第二前磨牙近中牵引钩的三角形牵引。这些牵引在第一个月需24小时使用,以后仅需夜间使用	必要时,使用高位牵引和前牙垂直牵引以及较轻力的Ⅱ类牵引。尖牙远中牵引钩和前方垂直牵引在第一个月每天使用24小时,以后仅需夜间使用

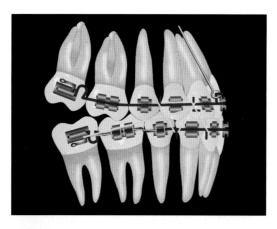 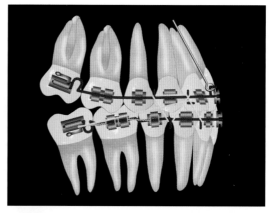

图 1-56 尖牙远中焊接牙尖就位牵引钩,使用Ⅱ类牵引、三角牵引及垂直牵引

图 1-57 通过Ⅱ类牵引、三角牵引及垂直牵引,使牙尖就位。牵引的要求见表 1-5

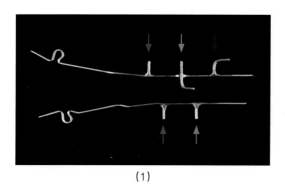

(1)

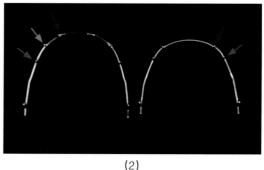

(2)

图 1-58 第四组弓丝完成后的形态,图上的箭头根据颜色不同分别指示不同序列弯曲及附件
(1)上下颌弓丝侧面观;(2)上下颌弓丝殆面观

➡ 上颌中切牙远中及下颌侧切牙远中的高位头帽牵引钩

➡ 侧切牙远中的Ⅱ类垂直牵引钩

➡ 尖牙远中的牙尖就位牵引钩

【第四组弓丝矫治说明】

要求患者每天 24 小时戴 8 盎司力的Ⅱ类牵引,夜间戴用高位牵引和前方垂直牵引。

Ⅱ类牵引使用至磨牙关系达到过矫正。

1. 水浴说明 从后牙段开始,只浸泡上牙弓。

当蜡足够软时,在牙有咬殆接触时使用Ⅱ类牵引,直至达到Ⅰ类殆关系的轻微过矫正。前牙应达到切对切关系,或轻微开殆,以过度矫正深覆盖。

2. 完成 第三阶段的治疗完成,该病例准备结束治疗(图 1-60)。

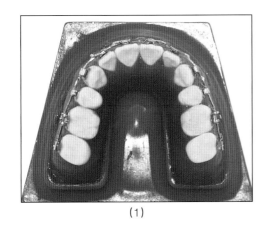
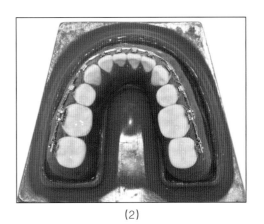

(1)　　　　　　　　　　　　　　　　(2)

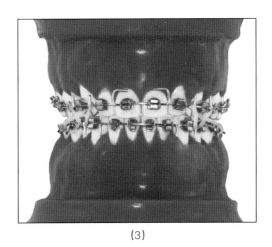

(3)

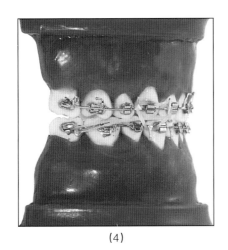
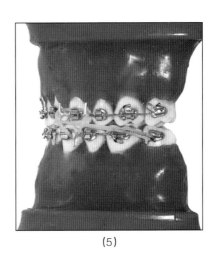

(4)　　　　　　　　　　　　　　　　(5)

图 1-59 第四组弓丝加力后的𬌗像
(1)、(2)加力后上下颌𬌗面像;(3)~(5)加力后咬合像

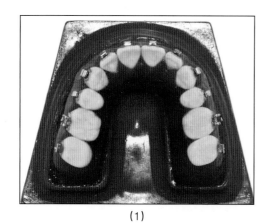 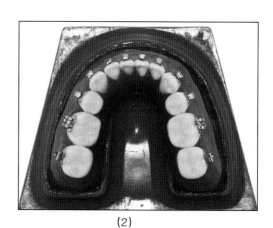

(1)　　　　　　　　(2)

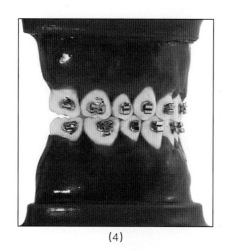

(3)

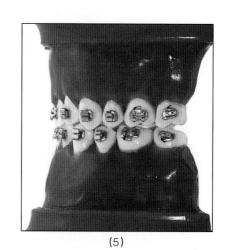

(4)　　　　　　　　(5)

图 1-60　第三阶段完成,拆除弓丝后的殆像
(1)、(2)上下颌殆面像;(3)~(5)咬合像

（三）序列拆除

现在可拆除除了 4 个尖牙及 4 个第二磨牙外的所有带环（如所有牙齿都上带环）。此步不在 Typodont 上操作。

对患者而言，这是非常简单而有效的拆除方法并为保持器作准备。

1. 下颌牙弓

（1）两侧尖牙之间置一结扎丝，并结扎紧。

（2）每侧用一结扎丝从第二磨牙结扎至尖牙。

2. 上颌牙弓

（1）每侧用一结扎丝从第二磨牙结扎至尖牙。

（2）从尖牙至尖牙使用 6 盎司力的链状橡皮圈。

5~7 天后拆除剩余的带环，取模制作保持器。

四、第四阶段——保持与恢复

在所有托槽去除后，上下颌保持器制作完成并交付使用。通常，上下颌的保持器都用可摘 Hawley 保持器。下颌的保持最为关键。保持器允许周围环境自身维护力发挥作用，使牙列朝正常方向调整。此期对稳定、健康、功能和美观是必不可少的。恢复的第 1 个月很迅速，但完全恢复要 6 个月 ~2 年。当患者生长发育已完成，且第三磨牙的处理也考虑在计划之中时，恢复期可视为结束期。

去除矫治器时，𬌗关系为典型的"Tweed 𬌗"，即第二磨牙无𬌗接触，后牙向远中倾斜。前牙覆𬌗覆盖较正常稍小，上颌第二前磨牙咬合于下颌第一磨牙和第二前磨牙间外展隙处。矫治器去除后，牙列很快即开始移位，几个星期内，第二磨牙即建立接触。几个月内，远中倾斜的磨牙即自行竖直，正常 Spee 曲线恢复，正常覆𬌗覆盖形成。2 年后，所有"Tweed 𬌗"痕迹均消失。Tweed-Merrifield 矫治技术的特点是：使原错𬌗过度矫治，然后通过矫治后牙列自行调整，以建立个别正常𬌗（图 1-61、1-62）。

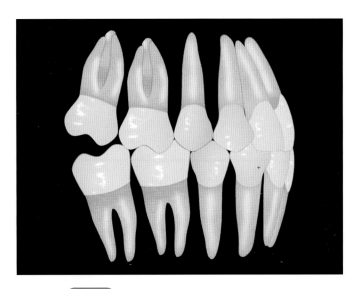

图 1-61 去除矫正器时，典型的"Tweed 殆"

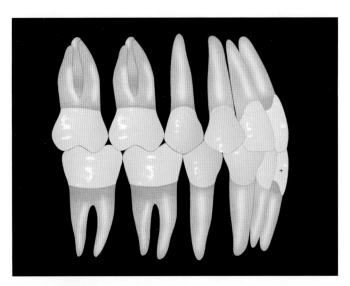

图 1-62 后牙逐渐建殆，"Tweed 殆"痕迹消失

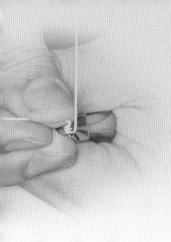

第二章

安氏Ⅱ类1分类错殆畸形
拔除 14、24、35、45
使用经典方丝弓矫治器定向力矫治系统治疗

正确的正畸治疗方案需要个体化的诊断和鉴别诊断,需要对患者骨骼、面型、肌肉和牙列等四个方面的信息进行全面的研究分析,以确定患者存在的问题。

安氏Ⅱ类患者一般都有不同程度的水平向骨性失调:上颌前突、下颌后缩或者两者兼有。虽然其畸形程度各异,但对于大部分骨性畸形并不严重的患者,ANB 角介于 4°～8°之间,较适合于采用定向力技术进行矫治。

这类患者临床上常表现为深覆殆、深覆盖或上颌尖牙的错位萌出,若采用 Z 角对侧貌进行评价并分析上唇和颏部的厚度,通常会发现患者上唇前突,Z 角偏小,但颏部的发育较充分。

这类患者的显著特征是下颌前牙间隙不足不明显,殆的不协调主要体现在牙弓中段,磨牙关系为远中尖对尖或者完全远中,伴有牙弓中段较深的 Spee 曲线和后段牙弓拥挤。

最简单有效的治疗方案是拔除下颌第二前磨牙,这样有助于下颌磨牙近中移动建立Ⅰ类咬合关系、整平 Spee 曲线,同时解决牙弓后段的拥挤,而维持下颌切牙的位置或使其轻度直立。治疗后 Z 角和侧貌线的分析将会发现,患者侧貌改善的机制主要是因前突的上颌得到内收而引起。

部分安氏Ⅰ类患者若前牙段没有明显的间隙不足,问题集中于牙弓中段,如牙齿旋转、Spee 曲线过深或牙弓中后段个别牙完全错位萌出,通过拔除上、下颌第二前磨牙,使拔牙间隙最大程度被牙弓中段利用,也可以简化治疗,取得理想的治疗效果。

拔除下颌第二前磨牙与拔除第一前磨牙关闭间隙的机制完全不同。治疗的目标首先是将下颌切牙直立并维持在牙槽基骨的位置,然后整体前移磨牙以矫正其Ⅱ类关系。如果下颌磨牙的前移还不足以完全矫正Ⅱ类关系,则需要在后续治疗阶段进一步远移上颌磨牙。

采用 10-2 序列支抗技术可以正确地施加矫治力,有效控制牙齿的移动,尤其是磨牙的近中整体移动,是治疗成功的关键。

这类病例的治疗时机则因人而异。上颌尖牙的拥挤或高位可以在早期解除前突的前提下采用序列拔牙法;下颌不建议采用序列拔牙,下颌第二前磨牙拔除后应马上开始正畸治疗,此时可能下颌第二磨牙尚未萌出,第一磨牙的近中移动有助于第二磨牙的萌出和后续的治疗。

疗程的长短和患者的配合程度、ANB 角的大小、前牙的拥挤程度密切相关。常规病例的平均治疗时间为 18~22 个月。

综上所述,只有正确使用个体化的诊断标准,选择合适的拔牙时机,应用序列化定向力矫治技术,才能使治疗结果达到正畸治疗的目标:理想的咬合关系、健康稳定的牙列、协调的功能以及尽可能理想美观的面型。

第一节　经典方丝弓矫治器定向力矫治系统治疗步骤

一、牙列预备阶段

（一）下颌

1. 整平。

2. 矫正牙齿旋转,排齐牙列。

3. 直立第一磨牙以利控制。

4. 近中移动第一磨牙。

（二）上颌

1. 整平。

2. 矫正牙齿扭转,排齐牙列。

3. 按程序粘接托槽。

4. 上颌尖牙后移。

5. 调整磨牙位置。

二、牙列矫治阶段

（一）下颌

1. 直立稳定切牙位置。

2. 间隙关闭　主要是下颌磨牙的近中移动。

3. 支抗预备。

4. 调整牙根的平行度和牙齿排列,提高稳定性。

（二）上颌

1. 前牙内收。

2. 关闭间隙。

3. 调整后牙位置。

4. 矫正覆𬌗覆盖关系。

三、牙列完成阶段

所有主要的问题应该已在牙列矫正阶段完成。该步骤主要是精细调整牙弓形态，匹配上下牙弓，调整牙齿的美学位置。

1. 关闭微小间隙。
2. 精确调整牙齿位置。
3. 尖牙调整到位。
4. 前牙美观排列。
5. 适度的过矫治。
6. 分次拆除矫治器。

四、保持恢复阶段

上下颌 Hawley 保持器。

第二节　模拟𬌗架的调整

一、模拟𬌗架调整说明(图 2-1)

1. 模拟𬌗架只能用热水泡,不要用火焰喷枪喷牙齿。
2. 不要使用钳子去移动牙齿,否则易使托槽变形或脱落。
3. 调整时一定要注意维持垂直高度　先调整一侧后牙段,从下颌开始;调整好一侧后再调整另一侧。

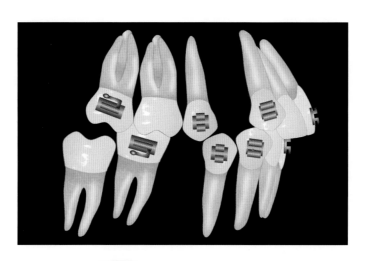

图 2-1　模拟𬌗架调整后示意图

二、下颌牙弓(图 2-2)

1. 第二前磨牙已拔除。
2. 后牙段近中倾斜。
3. 双侧尖牙稍近中倾斜、稍高于后牙𬌗平面。
4. 四颗切牙均唇向倾斜,但侧切牙稍舌向。
5. 保留 4mm 拔牙间隙和 3mm 的 Spee 曲线。

三、上颌牙弓(图 2-2)

1. 后牙段需与下颌的 Spee 曲线相匹配,磨牙呈Ⅱ类关系。
2. 拔除上颌第一前磨牙,拔牙间隙设置为 4mm。在上磨牙近中移动时,使最后的磨牙远中倾斜约 20°。
3. 尖牙近中倾斜,稍拥挤,低于𬌗平面 1.5mm,并呈近中唇向扭转。
4. 切牙拥挤,呈近中唇向扭转,牙弓呈尖形。
5. 前牙覆盖 6mm。
6. 深覆𬌗 4mm。
当错𬌗模拟完成后,固定好维持垂直距离的锁扣,以确保垂直距离不变。

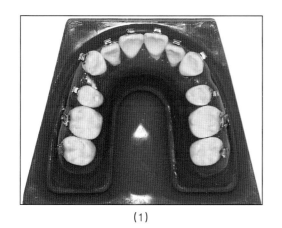
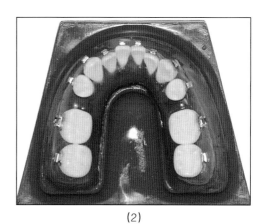

(1)　　　　　　　　　　　　　　　　　　(2)

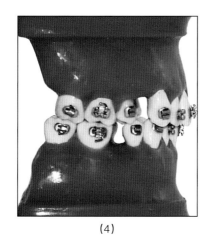

(3)

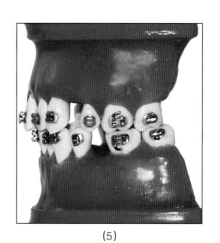

(4)　　　　　　　　　　　　　　　　　(5)

图 2-2 模拟殆架调整后的殆像
(1)、(2)调整后上下颌殆面像;(3)~(5)调整后咬合像

第三节　模拟𬌗架矫治过程

一、第一阶段——牙列预备

在牙列预备阶段，下颌应用 0.018 英寸 ×0.025 英寸不锈钢方丝，在第一磨牙近中弯制樱桃曲，上颌应用 0.017 英寸 ×0.022 英寸不锈钢方丝。此阶段着重介绍第一组弓丝的弯制、水浴的说明、高位 J 钩牵引头帽的调整以及每次调整的具体情况。上颌第一磨牙通过舌向倾斜来模拟序列粘接，使托槽不接触钢丝。此阶段总治疗时间约 6 个月。

（一）弯制第一组弓丝（表 2-1，图 2-3、2-4）

表 2-1　第一组弓丝弯制及应用要点

	下颌牙弓	上颌牙弓
弓丝尺寸	0.018 英寸 ×0.025 英寸不锈钢方丝	0.017 英寸 ×0.022 英寸不锈钢方丝
第一序列弯曲	1. 第一磨牙区轻度内收 2. 弓丝宽度——保持磨牙间宽度，尖牙区略缩窄，并与牙弓初始形态大致协调 3. 尖牙弧度 4. 前牙段弧度稍打平	1. 标准弓形弧度 2. 侧切牙内收弯 3. 尖牙弧度 4. 弓丝宽度与错𬌗形态大致协调，保持磨牙间宽度，尖牙处略缩窄 5. 第二磨牙末端轻微内收 6. 紧邻第二前磨牙托槽近中弯制 1mm 的外展弯
第三序列弯曲	理想标准： 前牙（–7°） 尖牙（–12°） 后牙（–20°）	理想标准： 前牙（0°） 尖牙（–7°） 后牙（–12°）
第二序列弯曲	1. 樱桃曲位于第一磨牙颊面管近中 4mm，向后结扎，有利于防止前牙出现散隙和第一磨牙近中倾斜 2. 根据读数，在樱桃曲远中处弯制适度后倾曲，产生对第一磨牙大约 15° 的有效后倾作用	1. Ω 阻挡曲紧靠第二磨牙颊面管 2. 若第二磨牙的原始读数大约 20°。弓丝需在第二磨牙处弯制 25° 的远中倾斜，以维持第二磨牙 20° 远中倾斜（弓丝较颊管尺寸小而存在余隙）
附件	无	无
结扎	所有牙齿均单独结扎，尖牙向远中结扎，以控制其远中扭转。第一磨牙托槽近中翼与樱桃曲结扎	所有牙齿均单独结扎，尖牙向远中结扎，以控制其远中扭转，侧切牙不结扎
加力	通过第一磨牙托槽近中翼与樱桃曲结扎加力	不要将磨牙与 Ω 阻挡曲结扎在一起
辅助装置	如前牙存在拥挤，可用链状橡皮圈远移第一前磨牙；必要时也可以用链状橡皮圈直立远移尖牙	矫治器初戴 6 天后，在尖牙托槽近中进行高位 J 钩头帽牵引，力量大小 8~12 盎司，每天佩戴 14 小时

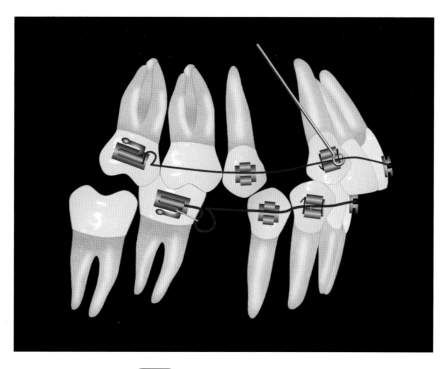

图 2-3 第一组弓丝加力后示意图

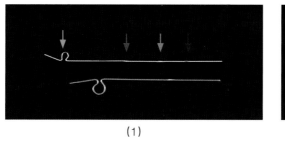

(1)

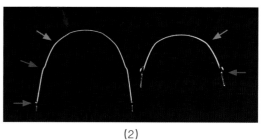

(2)

图 2-4 第一组弓丝完成后的形态,图上的箭头根据颜色不同分别指示不同序列弯曲及附件
(1)上下颌弓丝侧面观;(2)上下颌弓丝殆面观

⟶ 上颌侧切内收弯

⟶ 尖牙弧度

⟶ 上颌第二磨牙外展弯

⟶ 磨牙后倾弯:上颌维持 20° 后倾,下颌产生 15° 有效后倾

⟶ 磨牙轻度内收弯

【第一阶段模拟𬌗架矫治说明】

初始弓丝需要仔细弯制,并注意上下弓丝形态的协调,并强调矫治过程中患者合作的重要性。下颌第一组弓丝直立目标包括第一磨牙的直立、牙列的整平、扭转牙的纠正、切牙的稳定以及尖牙的直立后移。

上颌第一套弓丝的目的是纠正扭转、尖牙远移、排齐牙齿和维持纵𬌗曲线。预期矫治时间为1个月,严重病例需适当延长。由于上颌不必担心咬合力引起弓丝变形,故选用尺寸稍小的0.017英寸×0.022英寸不锈钢方丝。弓丝结扎时需注意不要过紧,避免弓丝产生永久形变。若牙齿排齐没有足够的间隙,不要将拥挤的前牙完全结扎就位。

1. 水浴说明

(1) 先浸泡下颌后牙段直立第一磨牙,可配合蜡刀等工具协助磨牙直立。

(2) 再浸泡前牙段,必要时用链状橡皮圈协助直立下颌尖牙。在模拟𬌗架上需上下颌分别浸泡远中移动尖牙。

(3) 从后向前分别水浴浸泡上下颌,实现牙列整平和扭转牙纠正。对严重扭转的牙齿,可根据需要多次施加结扎力纠正扭转。

(4) 冷水冲洗冷却模拟𬌗架。

2. 完成标准(图2-5) 下颌尖牙直立而下颌切牙维持其初始位置;上颌尖牙远移1mm;下颌磨牙得以直立;扭转的牙齿开始扭正;牙列开始排齐。

【患者情况】

若J钩刺激嘴唇,则需调整使其不压迫嘴唇;若尖牙后移少于1mm或没有松动,则说明患者戴用J钩的时间不够。

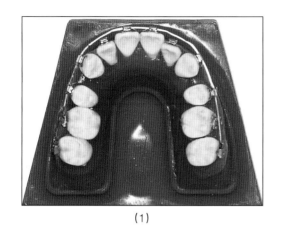
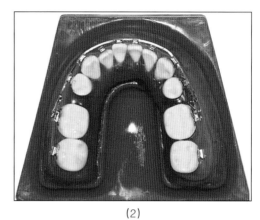

(1)　　　　　　　　　　　　　　　　(2)

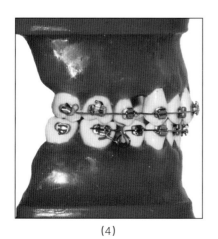

(3)

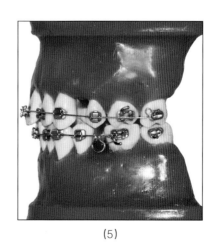

(4)　　　　　　　　　　　　　　　　(5)

图 2-5 水浴调整后的殆像
(1)、(2)水浴后上下颌殆面像;(3)~(5)水浴后咬合像

(二) 第一次调整加力(图 2-6)

下颌牙弓:

拆下弓丝,下颌第一磨牙加 10° 后倾,在模型上磨牙的后倾读数为 0~5°。调整下颌弓丝形态使之与上颌牙弓相匹配。重新结扎入槽,扭转牙紧密结扎。磨牙颊面管和樱桃曲远中臂结扎加力。

上颌牙弓:

拆下弓丝,粘接上颌第一磨牙。调整弓丝,消除弓丝的变形。增加第一磨牙外展弯并与下颌弓形匹配。每颗牙齿单个结扎,尖牙远中结扎以控制其远中扭转。

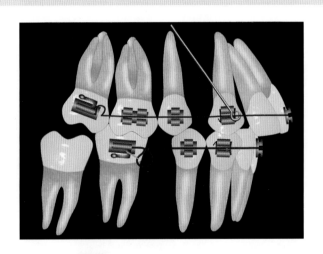

图 2-6 第一次调整加力后示意图

1. **第一次调整加力的目标**

(1) 下颌牙弓:

1) 直立尖牙。

2) 通过将牙根向近中移位,使第一磨牙竖直 5°~10°。

3) 维持中切牙的垂直向及唇舌向位置(可参照中切牙与未粘结托槽的侧切牙的关系来判断)。

4) 继续纠正扭转。

(2) 上颌牙弓:

1) 继续后移尖牙。

2) 矫正扭转。

3) 保持纵𬤇曲线曲度。

2. **水浴说明** 见图 1-10~1-14 所示步骤进行水浴。

3. 完成标准（图 2-7）

（1）下牙弓：尖牙和前磨牙直立，第一磨牙的读数为 +5°。

（2）上牙弓：尖牙每侧后移 2mm。如尖牙远移不到 2mm，提示头帽 J 钩戴用时间不足。

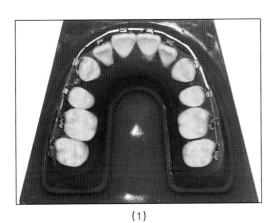
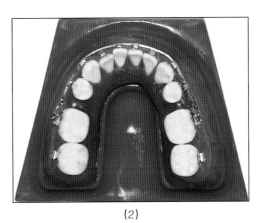

(1)　　　　　　　　　　　　(2)

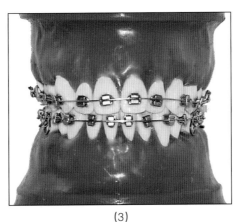

(3)

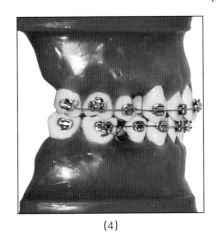
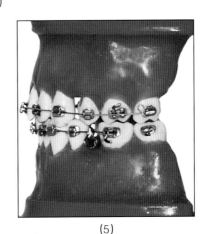

(4)　　　　　　　　　　　　(5)

图 2-7 第一次加力后的殆像

(1)、(2) 第一次加力后上下颌殆面像；(3)~(5) 第一次加力后咬合像

(三) 第二次调整加力 (图 2-8)

下颌牙弓：

1. 治疗 2 个月后,拆下弓丝。
2. 消除弓丝的形变,调整弓形,检查其对称性。
3. 在第一磨牙处继续弯制 10° 后倾弯,以使第一磨牙向远中倾斜 5°。
4. 侧切牙上粘托槽,并将侧切牙结扎于弓丝上。
5. 重新放入弓丝,将牙齿各自单独结扎。将磨牙与樱桃曲之间进行结扎。尖牙向后结扎。

上颌牙弓：

1. 取下弓丝,消除弓丝的形变,调整弓形,检查其对称性,然后重新放回上牙弓。
2. 在第二磨牙和第二前磨牙之间行连续结扎。
3. 尖牙和第二前磨牙之间放置 3 个圈的弹性橡皮链,其余牙作单独结扎。确保托槽的良好就位。

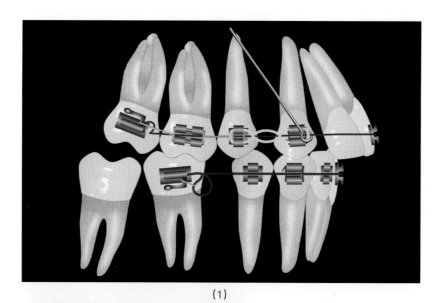

(1)

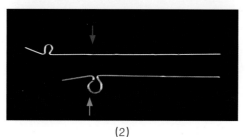

(2)

图 2-8 第二次调整弓丝加力
(1) 第二次调整弓丝加力后的示意图;(2) 弓丝侧面观,蓝、绿色箭头分别指示增加的上颌第一磨牙外展弯和下颌 10° 磨牙后倾弯

1. 水浴说明　见图 1-10~1-14 所示步骤进行水浴。
2. 完成（图 2-9）　在下牙弓治疗 3 个月后应达到如下目标：

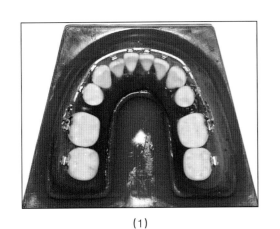

(1)

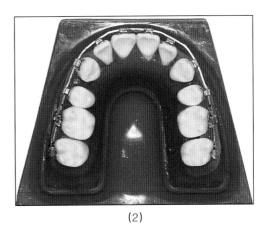

(2)

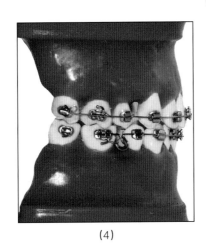

(3)

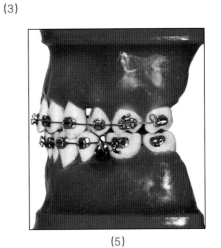

(4)　　　　　(5)

图 2-9　第二次调整加力后的牙合像
(1)、(2)加力后上下颌牙合面像;(3)~(5)加力后咬合像

（1）尖牙再向后移 0.5mm。

（2）第一磨牙向远中倾斜应达到 5°。

（3）𬌗平面应当整平。

（4）切牙不应当被压入,应当直立,其弓丝应能完全入槽。

（5）牙齿扭转应当改善。

在上牙弓,牙齿扭转的矫治已完成,托槽就位情况良好,咬合开始打开。尖牙后移 1mm。治疗 3 个月后,尖牙每侧后移共达 3mm。

（四）弯制第一组 -A 弓丝

下颌第一磨牙已经直立,此时下颌需要更换 0.019 英寸 ×0.025 英寸不锈钢方丝弯制鞋拔曲（表 2-2,图 2-10、2-11）。

表 2-2 第一组 -A 弓丝:下颌弓丝弯制及应用要点

	下颌牙弓	上颌牙弓
弓丝尺寸	0.019 英寸 ×0.025 英寸不锈钢方丝	沿用上一组弓丝
第一序列弯曲	1. 切牙区的弧度稍打平 2. 尖牙外展弯 3. 第一磨牙末端内收 4. 保持原始牙弓宽度	
第三序列弯曲	理想标准: 前牙（–7°） 尖牙（–12°） 后牙（–20°）	
第二序列弯曲	1. 紧靠第一前磨牙托槽远中做一垂直关闭曲,垂直臂高 6.5mm 2. 在紧靠垂直曲远中垂直臂处做鞋拔曲 3. 后倾角参考值 6　4　3　2　1 10°　0°　0°　0°　0°	
附件	无	
结扎	前牙、尖牙和第一前磨牙均单独结扎	
加力	在第一磨牙和鞋拔曲之间结扎加力,使每侧垂直曲打开 1mm	
辅助装置	无	

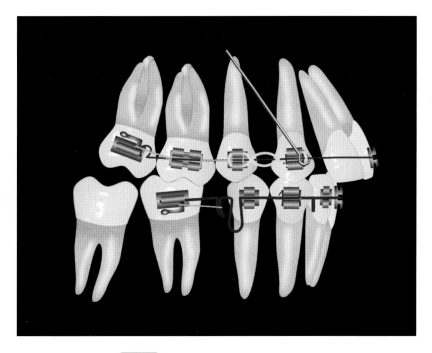

图 2-10 第一组弓 -A 丝加力后示意图

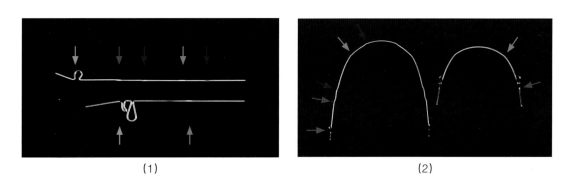

(1)　　　　　　　　　　　　　(2)

图 2-11 第一组弓 -A 丝完成后的形态,图上的箭头根据颜色不同分别指示不同序列弯曲及附件
(1)上下颌弓丝侧面观;(2)上下颌弓丝骀面观

➤ 上颌侧切牙内收弯
➤ 尖牙弧度
➤ 随着尖牙远移,第二前磨牙外展弯逐步减小,直至完全消除
➤ 上颌第一磨牙外展弯
➤ 磨牙后倾弯
➤ 磨牙轻度内收弯

（五）第三次调整加力

上颌牙弓：

拆下 0.017 英寸 ×0.022 英寸弓丝，粘接上颌侧切牙托槽，第二磨牙远中倾斜度读数为 20°，第一磨牙读数为 5°~ 8°，第二前磨牙为 0°~ 3°。

在第二磨牙近中 Ω 阻挡曲末端弯制 25° 的后倾弯。第一磨牙加 10° 后倾弯，第二前磨牙加 5° 后倾弯。检查弓丝宽度、弓丝形状使之与下颌弓形匹配。

切牙和尖牙单个结扎，尖牙往远中结扎，从第二磨牙、Ω 阻挡曲、第一磨牙双翼托槽至第二前磨牙托槽用结扎丝连续结扎，尖牙和第二前磨牙间使用三个单位的链状橡皮圈协助尖牙后移。

【第三次调整矫治说明】

下颌弓丝的目的是使下颌第一磨牙能精确的近中整体移动。每次调整取下弓丝时，都需消除弓丝变形，密切关注第一磨牙的位置。通过支抗牙后倾读数调整弓丝第二序列弯曲。在磨牙前移、关闭间隙过程中维持下颌第一磨牙 5° 后倾。每次弓丝加力调整都需打开垂直关闭曲 1mm。

1. 水浴说明

（1）水浴浸泡上颌前牙段，内收尖牙。

（2）水浴浸泡下颌后牙段，近中移动第一磨牙。可以用蜡刀等器械协助磨牙近中整体移动。

（3）水浴浸泡整个模拟𬌗架以排齐牙列。

（4）如下颌切牙唇倾，下切牙需施加 −7° 转矩控根，可配合蜡刀推切牙牙根向唇侧。

2. 第三次调整完成后目标（图 2-12）

（1）下颌目标：

1）第一磨牙直立。

2）拔牙间隙基本关闭。

3）下颌𬌗平面整平。

4）所有牙齿的托槽应当完全就位。

5）前后牙排列整齐，并形成理想的牙弓形态。

（2）上颌目标：

1）第二磨牙保持原有的远中后倾度或稍增加。

2）拔牙间隙剩下 1mm 或少于 1mm。

3）前牙排列整齐，间隙在侧切牙远中。

4）第二前磨牙和第一磨牙直立，有合理的纵𬌗曲线。

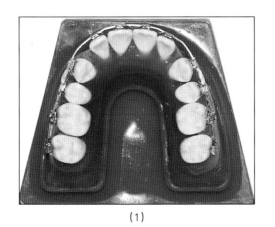
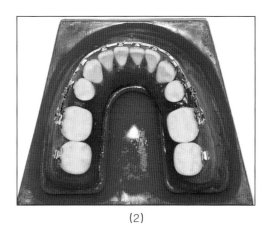

(1)　　　　　　　　　　　(2)

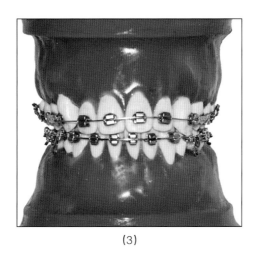

(3)

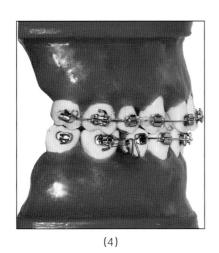
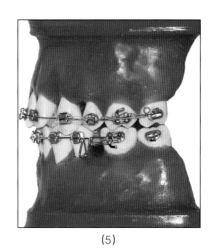

(4)　　　　　　　　　　　(5)

图 2-12 第三次调整加力后的𬌗像
(1)、(2)加力后上下颌𬌗面像;(3)~(5)加力后咬合像

（六）第四、五次调整加力（图 2-13、2-14）

下颌牙弓：

拆下弓丝，调整弓丝形态，消除弓丝的变形，使弓形协调。第一磨牙区保持 10° 的后倾弯。将弓丝重新就位后，结扎丝加力打开垂直曲 1mm。

上颌牙弓：

拆下弓丝，调整弓丝形态，使弓形协调。第二磨牙区保持 25° 的后倾度。弓丝重新就位，同前结扎。在尖牙和第二前磨牙之间放置有两个圈的橡皮链，J 钩口外力继续作用于尖牙托槽的近中。

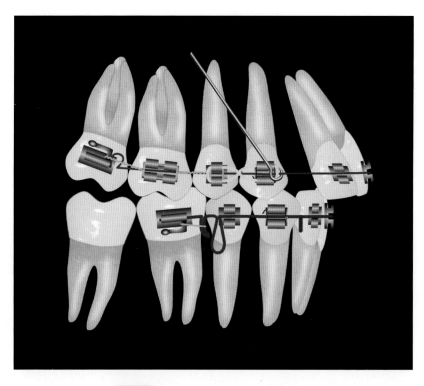

图 2-13 第四、五次调整加力后示意图

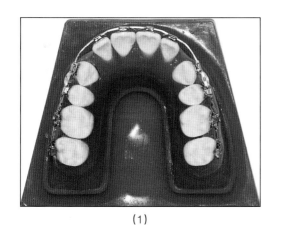

(1)

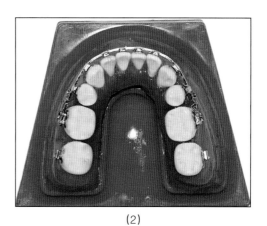

(2)

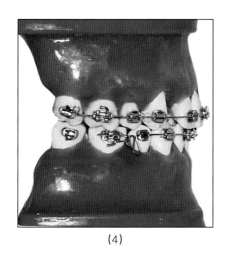

(3)

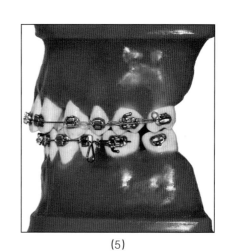

(4)

(5)

图 2-14 第四次调整加力后的殆像
(1)、(2)加力后上下颌殆面像;(3)~(5)加力后咬合像

1. 第四、五次调整加力治疗目标

(1) 下颌牙列：

1) 第二前磨牙拔牙间隙关闭。

2) 保持第一磨牙远中后倾 5°。

3) 下颌𬌗平面整平。

4) 所有牙齿安置托槽, 排列整齐。

5) 通过弓丝产生的机械力, 使切牙获得一定程度的直立。

6) 弓丝形态和初始牙弓宽度匹配。

(2) 上颌牙列：

1) 尖牙内收到位。

2) 保持第二磨牙后倾度。

3) 第二磨牙被压低轻度咬合分离。

4) 从第二前磨牙开始保持或建立轻度的后牙段纵𬌗曲线。

5) 所有牙齿安置托槽, 排列整齐。

6) 牙弓形态良好, 弓形上下匹配。

7) 轻度尖牙远中舌向扭转。

8) 软组织健康情况良好。

9) 上颌已为上前牙后移作好准备。

2. 水浴说明

(1) 为了牙列排齐及牙弓的协调, 将整个上颌浸入水中。

(2) 需要时, 按一定顺序浸泡下颌𬌗架。

3. 完成　上颌尖牙已完全后移, 上颌尖牙前方有 3~4 mm 间隙, 下颌第一磨牙前方无间隙。上下牙弓均已整平。

此时需要确定备抗读数。

二、第二阶段——牙列矫治 (表 2-3, 图 2-15、2-16)

在牙列矫治阶段, 下颌用 0.019 英寸 ×0.025 英寸不锈钢方丝进行支抗预备, 临床中需要去除第一磨牙的托槽, 在第二磨牙上粘接颊面管。在模拟𬌗架上, 通过舌向倾斜第一磨牙, 使钢丝不接触托槽。上颌换用 0.020 英寸 ×0.025 英寸不锈钢方丝, 弯制关闭曲内收前牙。此阶段结束时, 总治疗时间约为 12~14 个月。

（一）弯制第二组弓丝

表 2-3　第二组弓丝的弯制及应用要点

	下颌牙弓	上颌牙弓
弓丝尺寸	0.019 英寸 ×0.025 英寸不锈钢方丝	0.020 英寸 ×0.025 英寸不锈钢方丝
第一序列弯曲	1. 轻度的第二磨牙内收弯 2. 牙弓宽度——维持磨牙宽度和尖牙宽度,并与牙弓初始形态大致协调 3. 尖牙外展弯	1. 侧切牙内收弯 2. 尖牙外展弯 3. 第一磨牙外展弯 4. 第二磨牙末端内收
第三序列弯曲	理想标准: 前牙(−7°) 尖牙(−12°) 后牙(−20°)	理想标准: 前牙(+7°) 尖牙(−7°) 后牙(−12°)
第二序列弯曲	1. Ω 阻挡曲紧靠第二磨牙颊面管 2. 根据读数值,给第二磨牙施以 15° 有效后倾弯	1. 在侧切牙远中 1.5mm 处弯制高度为 7.5mm 的垂直关闭曲 2. 紧靠第一磨牙托槽远中弯制 Ω 阻挡曲 3. 参考值: 　7　　6　　5　　3　　2　　1 　20°　10°　5°　0°　0°　0° 第二前磨牙和第一磨牙的倾斜度表明 Spee 曲线曲度不大。第二磨牙 20° 的后倾读数以殆平面为参照测得
附件	侧切牙远中向龈方焊接 0.028 英寸的牵引钩	中切牙远中向龈方焊接 0.032 英寸的牵引钩
结扎	所有牙均单独结扎。尖牙向远中结扎,以控制尖牙的扭转	前牙和尖牙各自单独结扎。通过将 Ω 曲与颊面管之间相结扎的方法,使关闭曲打开 1mm
加力	磨牙与 Ω 曲之间不进行结扎	将第二磨牙颊面管与阻挡曲用结扎丝抽紧,待关闭曲打开 1mm 后紧转 2 圈,再往前在第一磨牙托槽翼转紧 2 圈,最后至尖牙托槽完全扎紧结扎丝。注意:关闭曲加力不能超过 1mm
辅助装置	在下颌磨牙牵引钩到上颌的关闭曲之间,使用 8 盎司的力进行前牙垂直牵引。同时配合焊在上颌弓丝上的牵引钩进行 J 钩高位牵引,每侧 12 盎司	高位牵引每天使用 14 小时

注意:使用关闭曲内收上前牙过程中,必须仔细检查第三序列弯曲的情况。通常,上前牙内收时需加大根舌向转矩。临床上常通过 X 线头侧位片检查牙根位置。

【第二阶段模拟殆架矫治说明】

下牙弓矫治目标是要将下颌第二磨牙纳入矫治过程,使它们参与整个牙弓的平整,并使其后倾。

上颌牙弓第二组弓丝的矫治目标是后移切牙。通过阻挡曲结扎加力使关闭曲每次打开 1mm,直到间隙完全关闭。这一阶段治疗的关键之一是使用高位头帽牵引装置对上切牙产生压入和内收的作用力,使切牙移动到正确的位置。

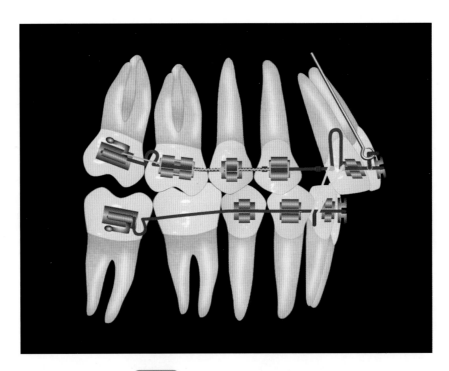

图 2-15　第二组弓丝加力后示意图

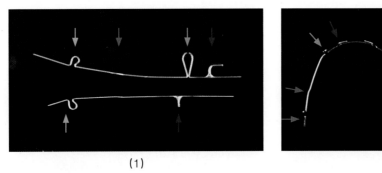

(1)

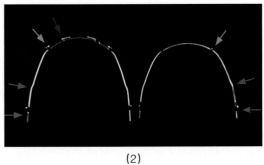

(2)

图 2-16　第二组弓丝完成后的形态,图上的箭头根据颜色不同分别指示不同序列弯曲及附件
(1)上下颌弓丝侧面观;(2)上下颌弓丝殆面观

———▶　上颌中切牙远中高位牵引钩及下颌侧切牙远中垂直牵引钩

———▶　上颌侧切牙远中关闭曲

———▶　第一磨牙外展弯

———▶　磨牙后倾弯:上颌形成 Spee 曲线;对下颌施加 15°的后倾弯

———▶　磨牙轻度内收弯

水浴说明（图 2-17） 水浴下颌磨牙段,配合蜡刀使第二磨牙后倾。上颌则仅浸泡前牙段。

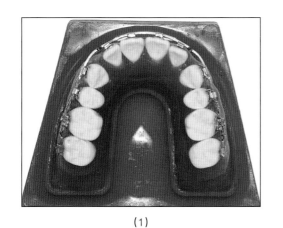
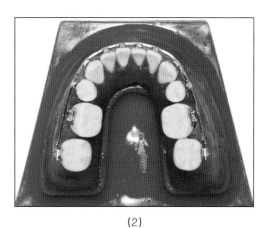

(1)　　　　　　　　　　　(2)

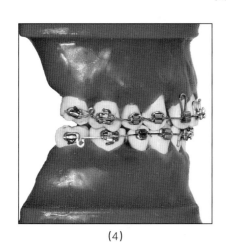

(3)

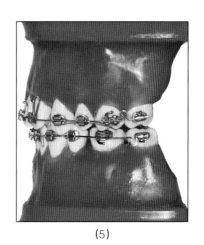

(4)　　　　　　　　　　　(5)

图 2-17 第二组弓丝调整加力后的殆像
(1)、(2)加力后上下颌殆面像;(3)~(5)加力后咬合像

（二）第一次调整加力（图2-18、2-19）

下颌牙弓：

> 1个月后，拆下弓丝，将第二磨牙的后倾曲增至15°（第二磨牙的读数应为0~5°），调整弓形，消除弓丝变形，调整弓形与上颌牙弓匹配。重新放入弓丝，不要将磨牙和阻挡曲结扎。

上颌牙弓：

> 每次复诊时，打开垂直曲1mm。在后移上颌切牙过程中，高位头帽牵引装置每天需坚持戴用14小时。3~4次复诊后，切牙应内收到位，间隙关闭。
>
> 水浴：浸泡上颌前牙，应用J钩配合内收前牙。
>
> 注意：如果现用尺寸弓丝不能控制切牙的倾斜度，可用前牙段加合适转矩的0.0215英寸×0.028英寸方丝，在尖牙的远中将弓丝的尺寸削减到0.020英寸×0.026英寸。弯制方法与前述的在切牙区加正转矩的方法相同。

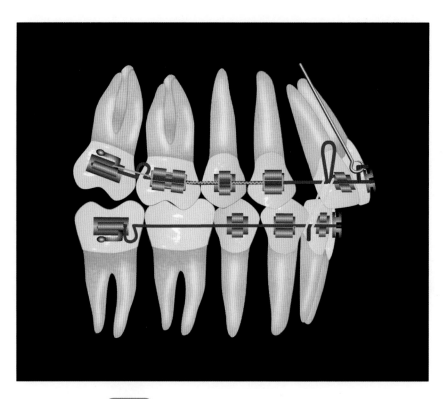

图2-18 第二组弓丝第一次调整加力示意图

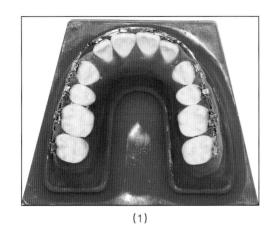

(1)

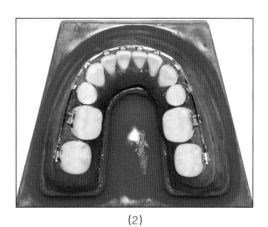

(2)

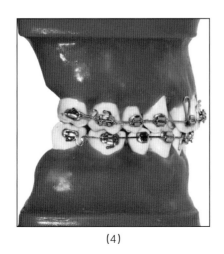

(3)

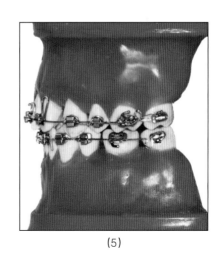

(4)

(5)

图 2-19 第二组弓丝第一次加力后的殆像

(1)、(2)加力后上下颌殆面像;(3)~(5)加力后咬合像

（三）第二次调整加力（图 2-20）

下颌牙弓：

拆下弓丝，第二磨牙后倾读数应为 5°～10°，增加弓丝远中倾斜度至 15°。第一磨牙上粘接双翼托槽（将推向舌侧的第一磨牙恢复到正常位置），读取第一磨牙近远中倾斜度。如果其读数为 0°，在第一磨牙托槽近中弯制外展弯，但不加第二序列弯曲；如果其读数显示为远中倾斜，则在第一磨牙双翼托槽的近中弯制同样读数的倾斜度，并在弓丝阻挡曲近中弯制一补偿弯，使弓丝被动地进入第一磨牙的双翼托槽。所有牙单个结扎，但不要将第二磨牙与阻挡曲结扎。睡眠时使用牵引头帽。

上颌牙弓：

将第二磨牙与 Ω 曲重新结扎，使垂直曲打开 1mm。重新结扎所有扭转的牙，其他牙则保持原状。

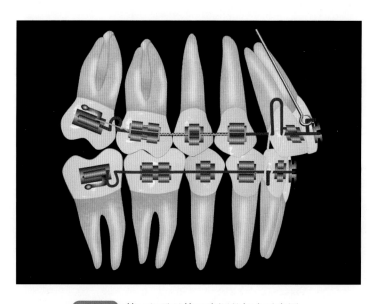

图 2-20　第二组弓丝第二次调整加力示意图

1. **第二次调整加力目标**（图 2-21）　下牙弓矫治目标是：在保持下颌其他牙齿位置、维持牙弓形态和平整的同时，使第二磨牙远中倾斜 15°，这就是"10-2-7"阶段。下颌第一磨牙远中可能会产生一小间隙。

上牙弓矫治目标是将上切牙继续压入内收，必须每天戴用 14 小时高位牵引头帽。

2. **水浴说明**

（1）水浴浸泡上前牙，应用 J 钩高位牵引配合内收。

（2）按照以前的顺序浸泡下颌。观察"10-2-7"过程中磨牙的倾斜情况，实现牙齿有序移动。

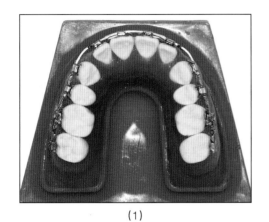

(1)

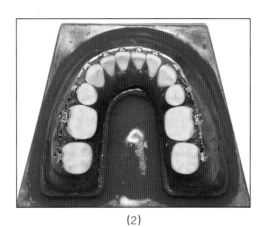

(2)

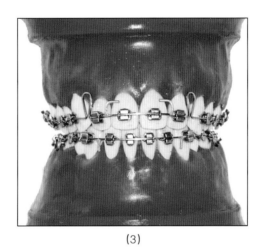

(3)

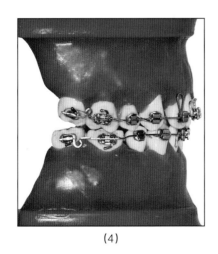

(4)

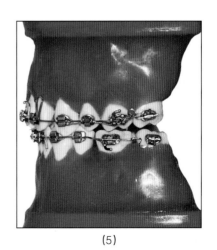

(5)

图 2-21 第二组弓丝第二次加力后的殆像
(1)、(2)加力后上下颌殆面像;(3)~(5)加力后咬合像

(四) 按照以下顺序实现下颌牙弓支抗预备 (图 1-41~1-43)

1. **第二磨牙(10-2-7)支抗预备** 确认第二磨牙已达到 15° 的后倾。如果后倾不足,需要再次加力确认其直立。

水浴:如需要,只浸泡下颌第二磨牙,用蜡刀协助第二磨牙直立后倾。

2. **第一磨牙(10-2-6)支抗预备** 在第一磨牙托槽近中 1mm 作 10° 后倾弯。在阻挡曲近中作一补偿弯,使弓丝被动进入颊面管,并保持第二磨牙 15° 的后倾。

水浴:仅浸泡第一、第二磨牙,必要时配合蜡刀后倾第一磨牙,实现 10-2-6 支抗预备模式。蜡刀应作用于舌侧而不是唇侧。

由于模拟𬌗架蜡基座的限制,𬌗架水浴浸泡加热后很难使前牙和尖牙段弓丝的转矩完全表达。为确认下颌前牙和尖牙已获得正确的第三序列弯曲,在下颌支抗预备的同时做以下检查:

制作 0.0215 英寸 ×0.028 英寸平直弓丝,该弓丝无第三序列弯曲(弓丝位于 142 钳子的中点)。将平直弓丝插入下颌前牙托槽,并越过尖牙托槽。下颌前牙区弓丝结扎。如下颌第三序列弯曲正确表达,弓丝的末端位于磨牙颊面管下方 5mm;如下颌第三序列弯曲不正确(通常如此),弓丝末端将高于颊面管水平。这种情况下,在完成 10-2-4 步骤前需推下颌切牙的牙根向唇侧使下切牙转矩充分表达。同时检查下颌尖牙的转矩。

3. **第二前磨牙(10-2-4)支抗预备** 在同一根弓丝上距离第一前磨牙托槽近中 1mm 弯制 5° 后倾弯。同理,在第一磨牙近中加补偿曲,维持第一磨牙 8° 后倾,第二磨牙 15° 后倾。

4. **读取支抗预备的度数** 支抗预备平均度数如下:

第二磨牙　　　15°

第一磨牙　　　5°~8°

第一前磨牙　　3°~ 5°

该病例是矫治难度较大的安氏Ⅱ类患者,需要使用Ⅱ类牵引。支抗预备的读数不能低于 15°、7°、3°。支抗预备一旦获得,需要在整个治疗过程中一直维持,不能丢失。

5. **水浴** 只浸泡下颌后牙段,利用蜡刀配合 10-2-4 备抗步骤直立前磨牙。

加热整个下颌牙弓,调整 6 个前牙的牙根,使转矩充分表达。

（五）第三次调整加力（图 2-22、2-23）

上颌牙弓：

拆下弓丝，增加纵殆曲线弧度。消除弓丝变形，检查弓丝的对称性，使弓丝形态与下牙牙弓匹配。单独重新结扎切牙，在第二磨牙和 Ω 阻挡曲之间结扎加力，使每侧垂直曲打开 1mm。其余的牙单独结扎。

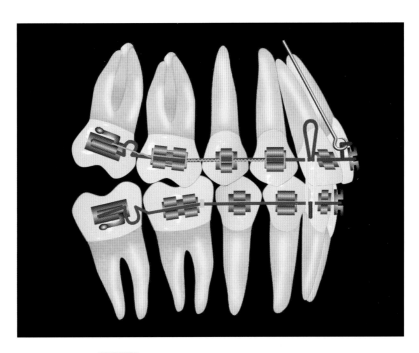

图 2-22 第二组弓丝第三次调整加力示意图

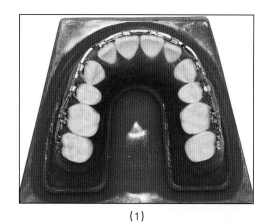
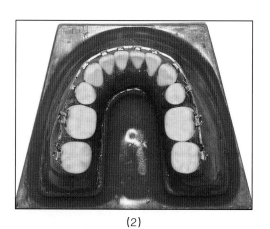

(1)　　　　　　　　　　　　　　　　(2)

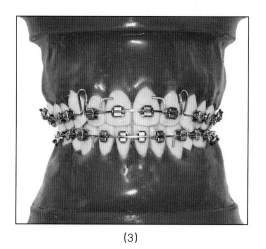

(3)

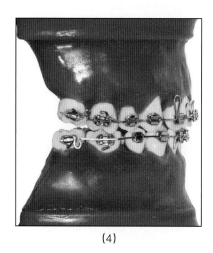
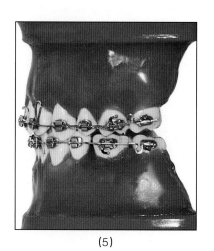

(4)　　　　　　　　　　　　　　　　(5)

图 2-23　第二组弓丝第三次加力后的𬌗像
(1)、(2)加力后上下颌𬌗面像;(3)~(5)加力后咬合像

(六) 第四、五次调整加力(图 2-24、2-25)

继续在第二磨牙和 Ω 阻挡曲之间结扎加力,直至间隙关闭。

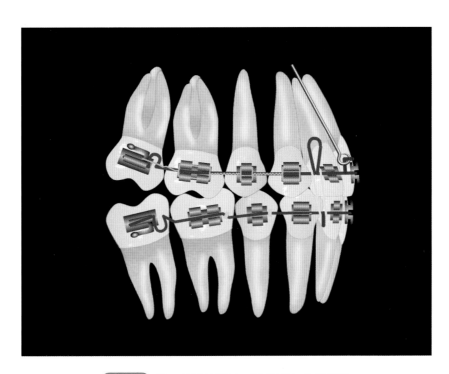

图 2-24　第二组弓丝第四、五次调整加力示意图

1. 水浴说明

(1) 将上颌前牙段浸入水中,用高位牵引头帽内收上前牙。

(2) 取下下颌弓丝,在第一磨牙处预备支抗(10-2-6)。浸泡后牙区观察弓丝作用力的表达。

(3) 再取下下颌弓丝,并在前磨牙区预备支抗(10-2-4),浸泡后牙区观察弓丝作用力的表达。

(4) 如出现间隙,再往后抽紧弓丝,整个下颌殆架缓缓加温以关闭间隙。

2. 完成(图 2-26)　经过 3~4 次复诊,预备好下颌支抗。上牙弓间隙随着上颌关闭曲的打开逐渐关闭。

(1) 下颌牙弓:下颌支抗预备完成。在模拟殆架上操作时,由于基底是软蜡,弓丝 15° 的远中倾斜角一般都能在牙齿上体现出来。在口腔内,要得到 15° 远中倾斜,需施加 20° 末端后倾弯。

(2) 上颌牙弓:前牙前突得到改善,上后牙远中倾斜。

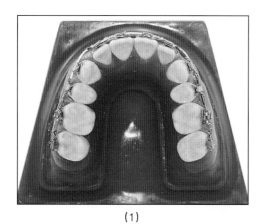

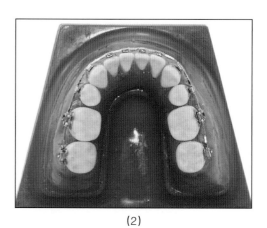

(1)　　　　　　　　　　　　　　(2)

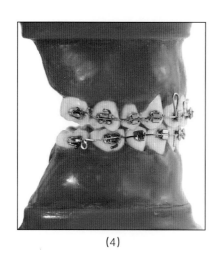

(3)

　　　　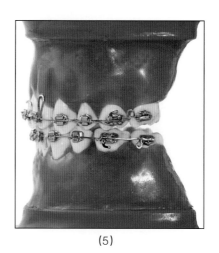

(4)　　　　　　　　　　　　　　(5)

图 2-25　第二组弓丝第四、五次加力后的殆像

(1)、(2)加力后上下颌殆面像;(3)~(5)加力后咬合像

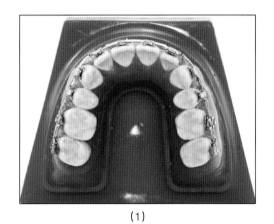
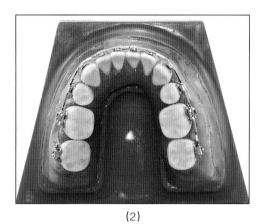

(1)　　　　　　　　　　　　　　　　(2)

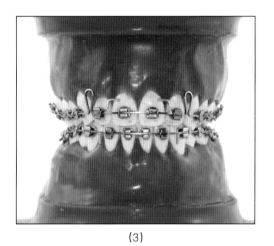

(3)

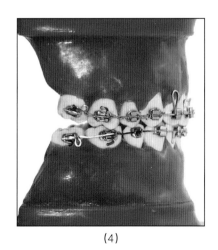
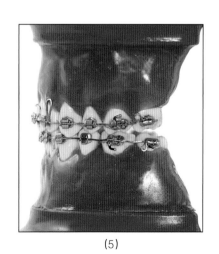

(4)　　　　　　　　　　　　　　　　(5)

图 2-26 第二组弓丝加力完成后的像

(1)、(2)加力完成后上下颌面像;(3)~(5)加力完成后咬合像

（七）弯制第三组弓丝（表 2-4，图 2-27~2-29）

上颌间隙已经关闭，为达到磨牙 II 类关系的过矫治，此时下颌换用 0.0215 英寸 ×0.028 英寸的稳定弓丝，上颌用 0.020 英寸 ×0.028 英寸的不锈钢方丝弯制带圈的垂直开大曲，推第二磨牙往远中。带圈垂直开大曲弯制步骤见"附 3"。

表 2-4　第三组弓丝弯制及应用要点

	下颌牙弓	上颌牙弓
弓丝尺寸	0.0215 英寸 ×0.028 英寸不锈钢稳定弓丝	0.020 英寸 ×0.025 英寸不锈钢工作弓丝
第一序列弯曲	1. 理想牙弓形态，但略缩窄 2. 尖牙外展弯 3. 第一磨牙外展弯	1. 理想牙弓形态 2. 侧切牙内收弯 3. 尖牙轻度外展弯 4. 紧邻第一磨牙托槽的近中弯制外展弯
第三序列弯曲	1. 切牙的理想转矩（–7°） 2. 尖牙的理想转矩（–12°） 3. 后牙的理想转矩（–20°） 4. 参考值 7　6　4　3　2　1 –20°　–20°　–20°　–12°　–7°　–7°	理想的第三序列弯曲包括切牙（0°）、尖牙（–7°）。后牙区冠舌向转矩逐渐递增至第二磨牙转矩为 –19°（弓丝第二磨牙段和转矩钳中点距离 14mm）
第二序列弯曲	1. 第二磨牙颊面管近中 0.5mm 弯制 Ω 阻挡曲 2. 参考值 7　6　4　3　2　1 15°　10°　5°　0°　0°　0° 这是支抗预备时取得的读数，在治疗过程中始终保持。无反 Spee 曲线	紧贴第二磨牙颊面管近中弯制垂直高度为 7.5mm 的带圈垂直开大曲，弓丝末端 20° 后倾弯 7　6　5　4　3　2　1 20°　10°　5°　0°　0°　0°　0° 第二前磨牙及第一磨牙实际上是轻度的纵𬌗曲线
附件	侧切牙远中龈方焊接 0.028 牵引钩，用于前牙垂直牵引	在侧切牙远中作弹力牵引钩，该钩用于 II 类牵引及前方垂直牵引。在中切牙和侧切牙间焊接龈向高位头帽牵引用拉钩
结扎	前牙单个结扎（不锈钢丝或者"0"形结扎圈）。尖牙远中结扎。第一磨牙近中托槽与第一前磨牙托槽进行结扎。磨牙牵引钩和 Ω 阻挡曲间进行结扎，并连扎到第一磨牙托槽的远中翼。结扎丝直径为 0.011 英寸或 0.012 英寸	先结扎前牙，再结扎后牙，直到第一磨牙。所有牙均各自单独结扎
加力	稳定弓丝向后结扎，使整根弓丝作为整体发挥作用	每个月将曲打开 1mm，直到在第一磨牙和第二磨牙间出现 1mm 间隙为止
辅助装置	在下颌颊面管近中拉钩与上颌侧切牙远中牵引钩之间行 II 类牵引。在上下侧切牙远中行前牙垂直牵引	在侧切牙远中行 II 类牵引，牵引力为 8 盎司，每天牵引 24 小时。前牙进行垂直牵引，牵引时间每天为 14 小时。利用同一拉钩作高位头帽牵引，牵引时间也是每天 14 小时。每侧牵引力为 12~16 盎司

注意：下颌稳定弓丝三个序列弯曲的位置均在后牙的邻间区，这将使第二序列弯曲向的位置向近中移位，因此需要在第二前磨牙弯制补偿曲，并增加第一磨牙近中补偿曲的高度。

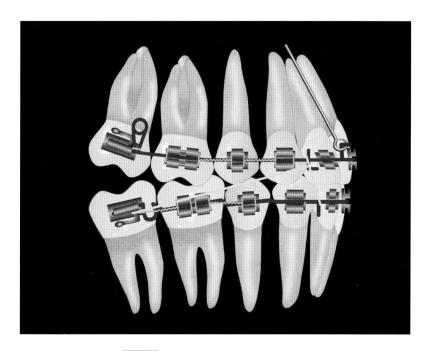

图 2-27 第三组弓丝调整加力示意图

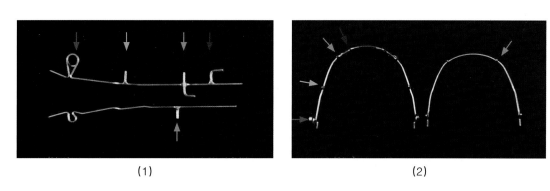

(1)　　　　　　　　　　　　　　(2)

图 2-28 第三组弓丝完成后的形态,图上的箭头根据颜色不同分别指示不同序列弯曲及附件
(1)上下颌弓丝侧面观;(2)上下颌弓丝殆面观

➡ 上颌中切牙远中高位牵引钩
➡ 上颌侧切牙远中Ⅱ类垂直牵引钩及下颌垂直牵引钩
➡ 紧靠上颌第二前磨牙托槽远中的牵引钩
➡ 带圈垂直开大曲

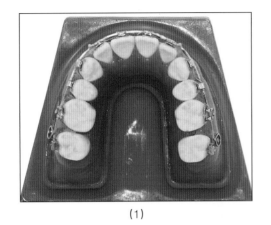
(1)
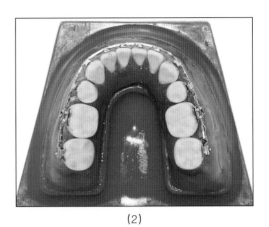
(2)

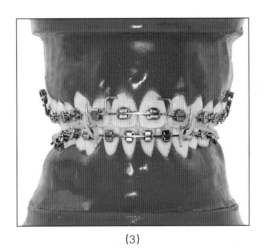
(3)

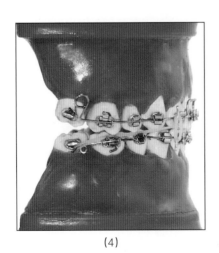
(4)
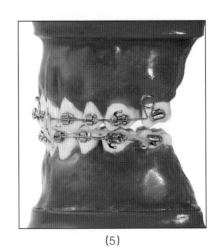
(5)

图 2-29 第三组弓丝加力后的殆像
(1)、(2)加力后上下颌殆面像;(3)~(5)加力后咬合像

【第三组弓丝矫治说明】

该病例采用了序列Ⅱ类错殆矫治机制。带圈垂直开大曲将第二磨牙向远中移动。弓丝需每月加力。复诊时拆下弓丝,打开带圈垂直开大曲 1mm,调整纵殆曲线,重新结扎。上颌第二磨牙与上颌第一磨牙之间会产生 1~2mm 的间隙。同时检查下颌弓丝,切断上次复诊磨牙向后结扎的结扎丝。重新结扎收紧加力。

1. 水浴说明

(1) 浸泡上颌第二磨牙段,使磨牙压低、远移。

(2) 施加Ⅱ类牵引,前方垂直向牵引及高位头帽牵引。

(3) 也可以同时将整个下牙弓浸泡在水中,以达到理想的咬合关系。

2. 完成说明 上颌后牙段的远中移动:出于练习需要,也可以模拟殆架上先将上下后牙排成远中尖对尖关系,再依次移动第二磨牙、第一磨牙和其他牙齿,以形成完全的Ⅰ类关系。

附 3 带圈垂直开大曲的弯制步骤(图 2-30~2-38)

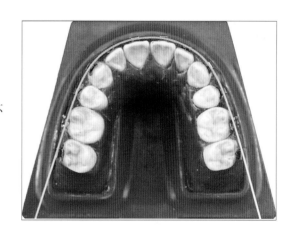

图 2-30 取 0.020 英寸 ×0.025 英寸 3/4 长度的不锈钢方丝弯制初步的弓形,不标记中点

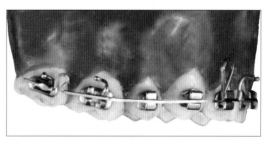

图 2-31 将第二组带关闭曲弓丝向右滑动,使右侧 Ω 阻挡曲紧靠颊面管

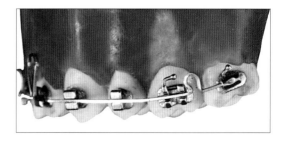

图 2-32 观察左侧 Ω 阻挡曲与颊面管的位置关系,通常位于颊面管近中 2~3mm 处

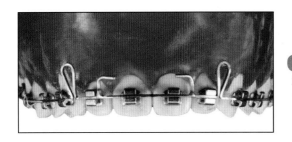

图 2-33 标记弓丝新的中点(红色标记点为弓丝向右移动前的中点)

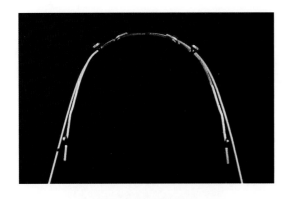

图 2-34 将带有关闭曲的弓丝与初具弓形的弓丝重叠,在弓丝相当于左侧 Ω 阻挡曲远中 2~3mm 的位置做标记点,作为开大曲的起始点

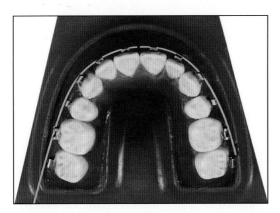

图 2-35 在左侧弯制带圈垂直开大曲,需注意圈向内旋,将左侧弓丝插入颊面管,标记初具弓形弓丝的中点

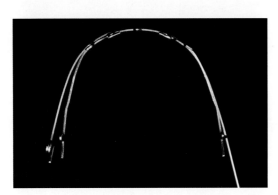

图 2-36 将初具弓形弓丝与关闭曲弓丝的中点重叠,在右侧阻挡曲远中标记弯制带圈垂直开大曲的标记点

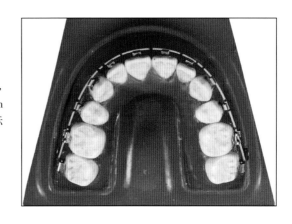

图 2-37　弯制右侧带圈垂直开大曲,将弓丝入槽,标记三个序列弯曲标记点(第一磨牙托槽近中 1mm 标记第一磨牙外展弯;紧靠第二前磨牙托槽近中标记后牙段第三序列标记点)

紧靠第二前磨牙托槽远中标记牵引钩焊接点。中切牙远中标记头帽牵引钩附件点。侧切牙远中 1.5mm 标记Ⅱ类牵引附件点

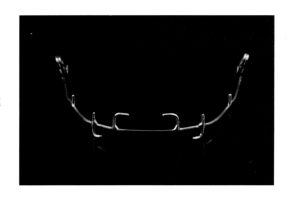

图 2-38　完成后的上颌弓丝

三、第三阶段——牙列完成

在牙列完成阶段,上颌换用 0.0215 英寸 ×0.028 英寸不锈钢方丝。这个阶段完成后,该病例便可准备结束治疗,总治疗时间约为 21~24 个月。

(一)弯制第四组弓丝(表 2-5,图 2-39、2-40)

表 2-5　第四组弓丝的弯制及应用要点

	下颌牙弓	上颌牙弓
弓丝尺寸	与第三组使用同样的弓丝	0.0215 英寸 ×0.028 英寸不锈钢方丝
第一序列弯曲	*各个细节均理想化 1. 略缩窄的理想牙弓形态 2. 尖牙外展弯 3. 第一磨牙外展弯 4. 第二磨牙末端内收	1. 理想的牙弓形 2. 侧切牙内收弯 3. 尖牙外展弯 4. 第一磨牙外展弯 5. 第二磨牙末端内收弯

续表

	下颌牙弓	上颌牙弓
第三序列弯曲	* 各个细节均理想化 前牙（-7°） 尖牙（-12°） 后牙（-20°）	1. 需要时，弯制切牙根舌向转矩、后牙冠舌向转矩；如需要，后牙也可弯制渐进性冠舌向转矩 2. 参考值 <table><tr><td>7</td><td>6</td><td>5</td><td>3</td><td>2</td><td>1</td></tr><tr><td>-12°</td><td>-12°</td><td>-12°</td><td>-7°</td><td>0°</td><td>0°</td></tr></table>从转矩钳上读出理想弓丝的被动第三序列弯曲值
第二序列弯曲	1. Ω 形阻挡曲紧贴第二磨牙颊面管近中 2. 参考值 <table><tr><td>7</td><td>6</td><td>4</td><td>3</td><td>2</td><td>1</td></tr><tr><td>15°</td><td>10°</td><td>5°</td><td>0°</td><td>0°</td><td>0°</td></tr></table>3. 后牙支抗预备后，后牙后倾保持至治疗结束。无反 Spee 曲度	1. Ω 阻挡曲与第二磨牙颊面管接触 2. 参考值 <table><tr><td>7</td><td>6</td><td>5</td><td>3</td><td>2</td><td>1</td></tr><tr><td>20°</td><td>10°</td><td>5°</td><td>0°</td><td>5°</td><td>3°</td></tr></table>3. 使用以上参考值弯制弓丝 Spee 曲度 4. 弯制前牙段的美观曲 **注意**：美观弯曲应在弯制前牙根舌向转矩后弯制
附件	侧切牙的远中龈向焊接牵引钩，供前方垂直牵引用	在弓丝侧切牙远中焊接牵引钩，用于Ⅱ类牵引和垂直牵引；在中切牙和侧切牙之间龈向焊接用于高位头帽牵引的拉钩
结扎	前牙各自单独结扎，尖牙向远中结扎，第一磨牙的近中托槽与第一前磨牙托槽连续结扎。磨牙颊面管与Ω 形阻挡曲之间结扎收紧，并与第一磨牙托槽远中翼连接。结扎丝直径为 0.011 英寸或 0.012 英寸	从前到后，所有牙均单个结扎。第二磨牙不与 Ω 形阻挡曲结扎
加力	弓丝向后结扎。使弓丝能作为整体发挥作用	弓丝由辅助装置加力
辅助装置	需要进行Ⅱ类牵引时，橡皮圈挂在上颌Ⅱ类牵引钩和下颌磨牙颊面管牵引钩之间。前方垂直牵引挂在上下侧切牙远中的牵引钩之间	上颌侧切牙远中的牵引钩到下颌第二磨牙牵引钩间进行Ⅱ类牵引。配合前方垂直牵引和高位头帽牵引（对于严重病例，可利用侧切牙远中的Ⅱ类牵引钩施加水平向的头帽口外力）

【第四组弓丝矫治说明】

嘱咐患者应 24 小时佩戴Ⅱ类牵引，力值 8 盎司。晚上佩戴高位头帽牵引及前牙区垂直向牵引。

该弓丝通常使用 2~4 个月，具体取决于患者的合作程度及病例的严重程度。每个月复诊时，需将弓丝拆下，仔细检查有无变形。施加少量力值，重新结扎。持续使用Ⅱ类牵引，直到取得过矫治的效果。

当弓丝作用力表达充分后，再次拍摄头颅侧位片和全景片，记录最终读数，并检查下列项目：①下颌支抗；②切牙位置；③ ANB 减小情况；④软组织变化；⑤使用"重叠法"检查牙齿移动情况；⑥检查拔牙区牙根平行情况以及上颌切牙牙轴；⑦后牙后倾度。

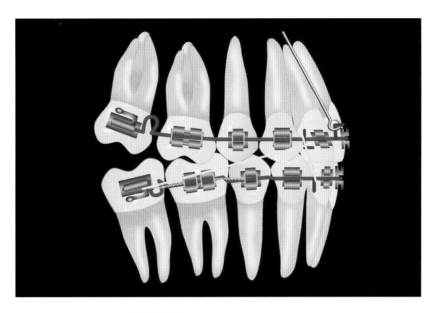

图 2-39 第四组弓丝加力示意图

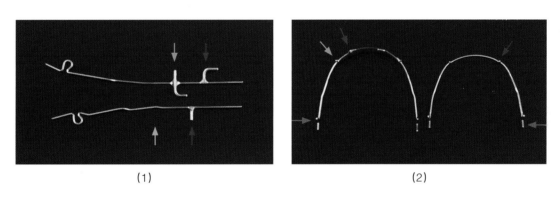

(1)   (2)

图 2-40 第四组弓丝完成后的形态,图上的箭头根据颜色不同分别指示不同序列弯曲及附件
(1)上下颌弓丝侧面观;(2)上下颌弓丝殆面观

➡ 上颌中切牙远中及下颌侧切牙远中的垂直牵引钩
➡ 上颌侧切牙远中的Ⅱ类垂直牵引钩
➡ 下颌第二前磨牙近中补偿弯
➡ 第二磨牙的轻度内收弯

　　1. 水浴说明　先浸泡上颌后牙区。当蜡充分预热后,放置橡皮圈,并使牙齿在接触状态下能产生移动。持续施力,直到出现轻度过矫治状态的超Ⅰ类磨牙关系,覆殆关系表现为前牙对刃或者轻度开殆的轻度过矫治状态。

　　2. 完成　第三步治疗基本完成,准备进行最后的精细调整(图 2-41)。

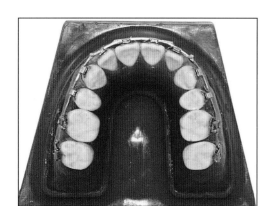
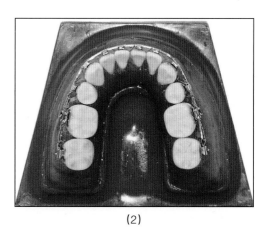

(1)   (2)

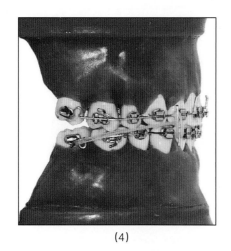

(3)

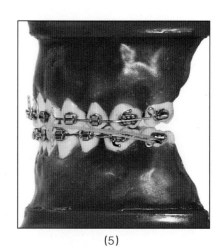

(4)   (5)

图 2-41 第四组弓丝加力后的𬌗像
(1)、(2)加力后上下颌𬌗面像;(3)~(5)加力后咬合像

(二) 弯制第五组弓丝(表 2-6、图 2-42、2-43)

表 2-6　第五组弓丝的弯制及应用要点

	下颌牙弓	上颌牙弓
弓丝尺寸	将第四组弓丝稍作调整	将第四组弓丝稍作调整
第一序列弯曲	1. 理想的弓形,但稍缩窄 2. 第二磨牙末端内收弯	1. 各方面都应达理想化标准 2. 需要时可做第二磨牙末端内收弯
第三序列弯曲	理想的负转矩: 前牙区(−7°) 尖牙区(−12°) 后牙区(−20°)	1. 如有必要,可弯制前牙区的冠唇向转矩,以达到上颌前牙的理想位置 2. 第二磨牙被动或负转矩,以达到理想位置
第二序列弯曲	与第四组弓丝相同	与第四组弓丝相同
附件	尖牙远中龈方焊接垂直牵引钩	尖牙远中龈方焊接垂直牵引钩
结扎	与第四组弓丝相同	与第四组弓丝相同
加力	无	无
辅助装置	必要时在下颌第二磨牙牵引钩和上颌Ⅱ类牵引钩间施加Ⅱ类牵引;在上、下侧切牙远中的牵引钩之间施加前牙垂直牵引;在上牙弓尖牙近中和远中的牵引钩与下颌尖牙远中的牵引钩间进行三角形牵引。上述牵引第1个月每天戴24小时,以后夜间牵引	使用高位头帽牵引及前牙垂直牵引以及较轻的Ⅱ类牵引。在第一个月,牙尖就位牵引及前牙垂直牵引每天需戴24小时,以后则只在晚上戴用

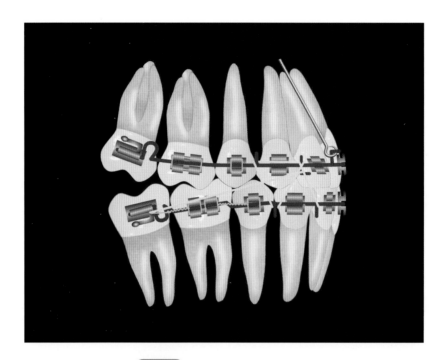

图 2-42 第五组弓丝加力示意图

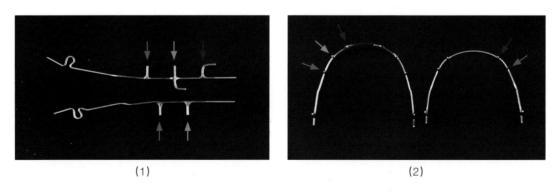

(1)   (2)

图 2-43 第五组弓丝完成后的形态,图上的箭头根据颜色不同分别指示不同序列弯曲及附件
(1)上下颌弓丝侧面观;(2)上下颌弓丝𬌗面观

———▶ 上颌中切牙远中及下颌侧切牙远中的高位头帽牵引钩
———▶ 侧切牙远中的Ⅱ类垂直牵引钩
———▶ 尖牙远中的牙尖就位牵引钩

【第五组弓丝矫治说明】

利用完成弓丝将牙齿完全排齐,并使前牙达到理想的轴倾度。每 2 周调整弓丝并重新结扎弓丝,需调整 1~3 次。

1. 水浴说明　先浸泡上、下颌的前牙区,在上下咬合接触的情况下,同时浸泡上下颌。蜡预热后再放置辅助牵引装置。

2. 完成(图 2-44)　前牙排列整齐;达到轻度过矫治的Ⅰ类磨牙关系,前牙对刃或轻度开殆。

(三)序列拆除

至此,除了尖牙和第二磨牙外,去除其他所有牙的托槽和带环。在模拟殆架上不操作该步骤。临床上,患者去除托槽后清洁牙面,准备制作保持器。具体步骤如下:

1. 下颌牙弓

(1)从尖牙到尖牙作连续结扎,紧密结扎。

(2)双侧终末磨牙到尖牙作连续结扎。5~7 天后,去除剩余的带环,取模做保持器。

2. 上颌牙弓

(1)双侧终末磨牙到尖牙作连续结扎。

(2)从尖牙到尖牙挂橡皮链,拉力约为 6 盎司(图 2-45)。

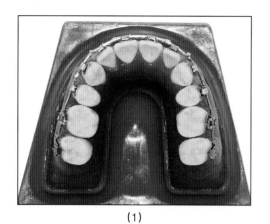
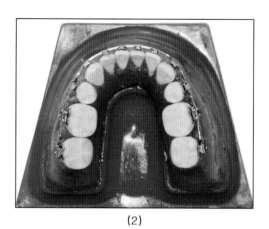

(1)　　　　　　　　　　　　　　　(2)

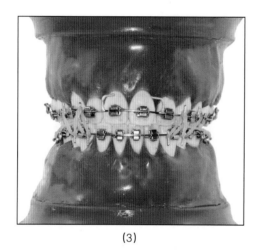

(3)

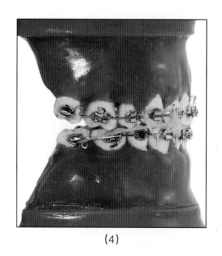
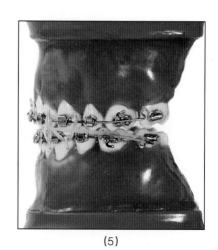

(4)　　　　　　　　　　　　　　　(5)

图 2-44　第五组弓丝加力后的粭像
（1）、（2）加力后上下颌粭面像；（3）~（5）加力后咬合像

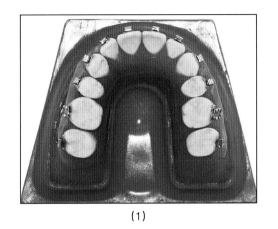
(1)

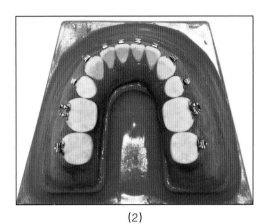
(2)

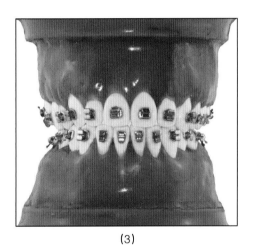
(3)

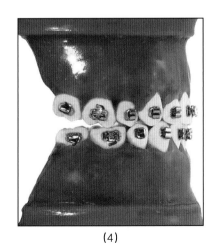
(4)

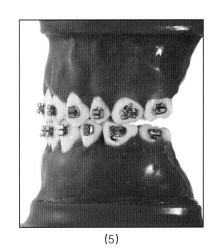
(5)

图 2-45 第三阶段完成,拆除弓丝后的殆像

(1)、(2)上下颌殆面像;(3)~(5)咬合像

四、第四阶段——保持与恢复（图 2-46、2-47）

上下颌佩戴 Hawley 保持器。

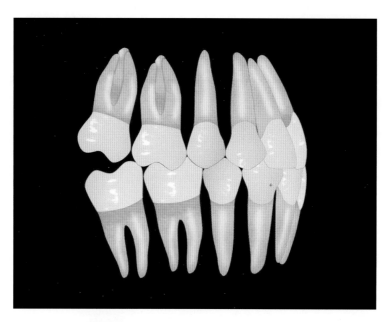

图 2-46 去除矫正器时，典型的"Tweed 𬌗"

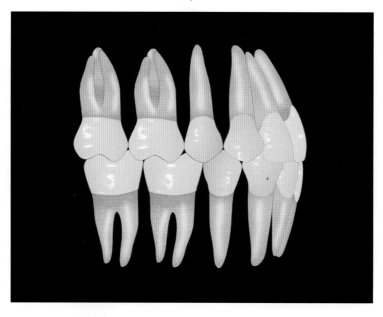

图 2-47 后牙逐渐建𬌗，"Tweed 𬌗"痕迹消失

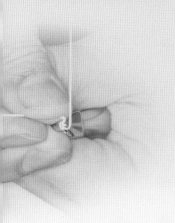

第三章

安氏Ⅱ类1分类双颌前突错𬌗畸形
拔除 14、24、34、44
使用经典方丝弓矫治器定向力矫治系统治疗

第一节　模拟𬌗架的调整

一、模拟𬌗架调整说明(图 3-1)

1. 模拟𬌗架只能用热水泡,不要用火焰喷枪喷牙齿。

2. 不要使用钳子去移动牙齿,否则易使托槽变形或脱落。

3. 调整时一定要注意维持垂直高度　先调整一侧后牙段,从下颌开始;调整好一侧后再调整另一侧。

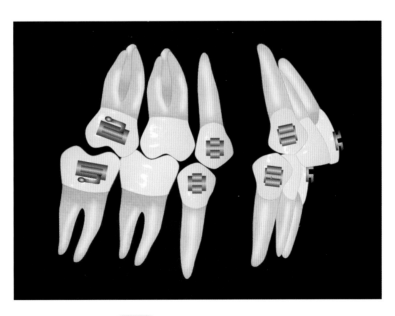

图 3-1　模拟𬌗架调整后示意图

二、模拟𬌗架的设置

具体要求如下（图 3-2）：

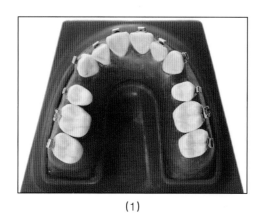

(1)

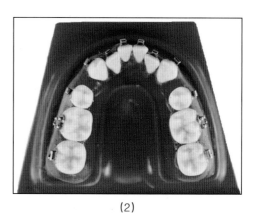

(2)

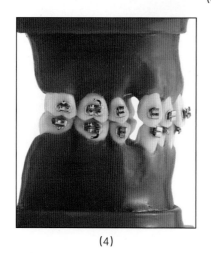

(3)

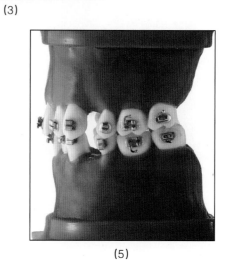

(4)   (5)

图 3-2 模拟𬌗架调整后的𬌗像
(1)、(2)调整后上下颌𬌗面像；(3)~(5)调整后咬合像

下颌牙弓：

1. 第一前磨牙已拔除。
2. 后牙段近中倾斜。
3. 双侧尖牙稍近中倾斜、稍高于后牙平面。
4. 四颗切牙均唇向倾斜，但侧切牙稍舌向。
5. 保留 4mm 拔牙间隙和 4mm 的 Spee 曲线。

上颌牙弓：

1. 第一前磨牙已拔除。
2. 后牙段远中关系。
3. 双侧尖牙近中倾斜并稍伸高。
4. 四颗切牙均唇向倾斜，但侧切牙稍腭向。
5. 前牙深覆殆、深覆盖。
6. 纵殆曲线与下牙弓相吻合。

第二节　模拟𬌗架矫治过程

一、第一阶段——牙列预备

在第一阶段，上颌同样选择 0.017 英寸 × 0.022 英寸不锈钢方丝，下颌选择 0.018 英寸 × 0.025 英寸不锈钢方丝。该病例是严重 II 类病例，上下前牙均需要尽可能多的内收，因此第一前磨牙的拔牙间隙在此阶段需完全用作尖牙远移。在模拟𬌗架上，同样通过舌向倾斜第一磨牙和侧切牙来模拟临床序列粘接，使托槽不接触弓丝。此阶段总治疗时间约 6 个月。

（一）弯制第一组弓丝（表 3-1，图 3-3~3-5）

表 3-1　第一组弓丝弯制及应用要点

	下颌牙弓	上颌牙弓
弓丝尺寸	0.018 英寸 × 0.025 英寸不锈钢方丝	0.017 英寸 × 0.022 英寸不锈钢方丝
第一序列弯曲	1. 弓丝宽度——保持磨牙间宽度，尖牙弧度两侧各缩窄 0.5mm，并与错𬌗形态大致协调 2. 紧邻第二前磨牙托槽近中弯制 1mm 的外展弯 3. 第二磨牙末端稍内收	1. 弓丝宽度——保持磨牙间宽度，尖牙处略缩窄，第 1 个月与错𬌗的形态相一致 2. 侧切牙内收弯、尖牙弧度 3. 第二磨牙末端轻微内收 4. 紧邻第二前磨牙托槽近中弯制 1mm 的外展弯
第三序列弯曲	前牙（-7°） 尖牙（-12°） 后牙（-20°）	前牙（0°） 尖牙（-7°） 后牙（-12°）
第二序列弯曲	1. Ω 阻挡曲紧靠第二磨牙颊面管。 2. 根据读数，在 Ω 阻挡曲远中处弯制适度后倾曲，产生对第二磨牙大约 15° 的有效后倾作用	1. Ω 阻挡曲紧靠第二磨牙颊面管。 2. 若第二磨牙的原始读数大约 20°，弓丝需在第二磨牙处弯制 25° 的远中倾斜，以维持第二磨牙 20° 远中倾斜（弓丝较颊管尺寸小而存在余隙）
附件	无	无
结扎	所有牙齿均单独结扎，尖牙向远中结扎，以控制其远中扭转，侧切牙不结扎	所有牙齿均单独结扎，尖牙向远中结扎，以控制其远中扭转，侧切牙不结扎
加力	不要将磨牙与 Ω 形阻挡曲结扎在一起	不要将磨牙与 Ω 形阻挡曲结扎在一起
辅助装置	矫治器初戴 5 天后，在尖牙托槽近中进行高位 J 钩头帽牵引，力量大小 8~12 盎司，每天佩戴 14 小时	矫治器初戴 6 天后，在尖牙托槽近中进行高位 J 钩头帽牵引，力量大小 8~12 盎司，每天佩戴 14 小时

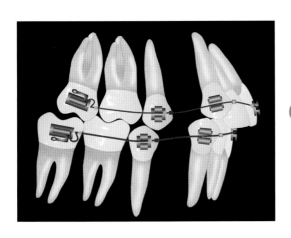

图 3-3 蓝色标记点为第一序列弯曲位置,绿色标记点为第三序列弯曲位置

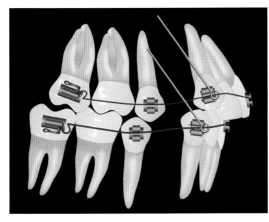

图 3-4 结扎弓丝,加力,根据要求佩戴J钩牵引头帽

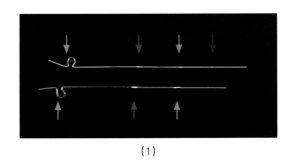 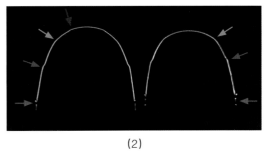

(1)　　　　　　　　　　　　　(2)

图 3-5 第一组弓丝完成后的形态,图上的箭头根据颜色不同分别指示不同序列弯曲
(1)上下颌弓丝侧面观;(2)上下颌弓丝𬌗面观

➡ 侧切牙内收弯

➡ 尖牙弧度

➡ 第二前磨牙外展弯

➡ 第二磨牙后倾弯,下颌磨牙产生15°有效后倾

➡ 第二磨牙轻微内收弯

【第一阶段模拟𬌗架矫治说明】

1. 初始弓丝需要仔细弯制,并注意上下弓丝形态的协调。需要与患者强调必须注意口腔卫生,并认真戴用头帽。高位 J 钩牵引头帽调整详见"附 1"。

2. 下颌第一套弓丝的治疗目标包括第二磨牙的直立、牙列的整平、扭转牙的纠正、切牙的稳定以及尖牙的直立后移。

3. 上颌第一套弓丝的目的是纠正扭转、尖牙远移、排齐牙齿和维持纵𬌗曲线。由于上颌不必担心咬𬌗力引起弓丝变形,故选用尺寸稍小的 0.017 英寸 × 0.022 英寸不锈钢方丝。

4. 若牙齿排齐没有足够的间隙,不要将拥挤的前牙完全结扎就位。

1. 水浴说明　按图 1-10~1-14 所示步骤进行水浴。

2. 第一次水浴完成时的标准(图 3-6)

(1) 下颌牙弓:

1) 尖牙远移 1mm。
2) 第二磨牙已直立至 0°~5°。
3) Spee 曲线开始整平。
4) 扭转的牙齿开始扭正。

(2) 上颌牙弓:

1) 尖牙远移 1mm。
2) 第二磨牙维持 20° 的后倾。
3) 扭转的牙齿开始扭正。

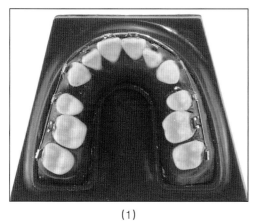
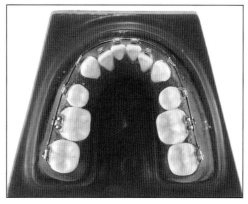

(1)　　　　　　　　　　(2)

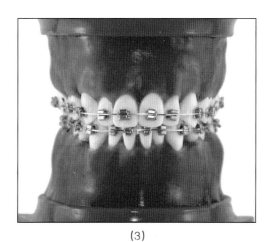

(3)

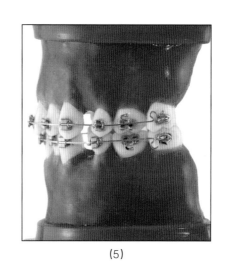

(4)　　　　　　　　　　(5)

图 3-6 水浴调整后的殆像
(1)、(2)水浴后上下颌殆面像;(3)~(5)水浴后咬合像

【患者情况】

若 J 钩刺激嘴唇,则需调整使其不压迫嘴唇;若尖牙后移少于 1mm 或没有松动,则说明患者戴用 J 钩的时间不够。

(二) 第一次调整加力(图 3-7)

下颌牙弓:

1. 1 个月后,拆下下颌弓丝,将第二磨牙处的后倾增加至 15°(如果第二磨牙的读数为 0°)。
2. 消除弓丝的变形,调整弓形。
3. 打开 Ω 曲使弓丝能紧贴磨牙颊面管;不要将末端磨牙与 Ω 曲结扎,也不要将侧切牙入槽结扎。
4. 测量拔牙间隙,与患者强调佩戴头帽 J 钩的重要性。
5. 必要时更换弓丝,也可以采用旋转结扎。

上颌牙弓:

1. 1 个月后,拆下上颌弓丝,上颌第一磨牙粘带环。
2. 调整弓形,增加第一磨牙外展弯。
3. 每颗牙齿单独结扎;尖牙向远中结扎以控制其远中扭转。

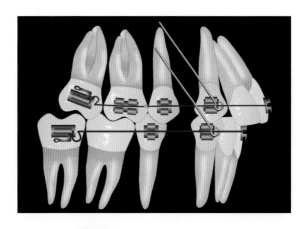

图 3-7 第一次调整后示意图

【第一次调整说明】

1. 继续远移尖牙。
2. 下颌第二磨牙直立 5°~10°。
3. 维持中切牙的垂直向及唇舌向位置(可以通过观察其与未粘接托槽的侧切牙的关系进行判断)。
4. 继续矫正扭转。

1. 水浴说明　按图 1-10~1-14 所示步骤进行水浴。
2. 第一次调整加力完成时的标准（图 3-8）

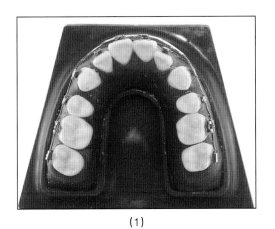
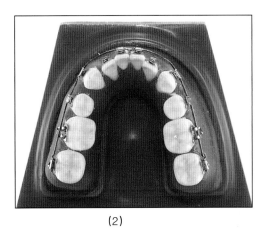

(1)　　　　　　　　　　　　　　　　(2)

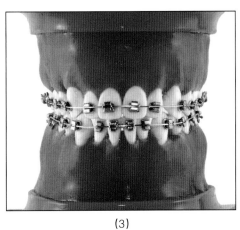

(3)

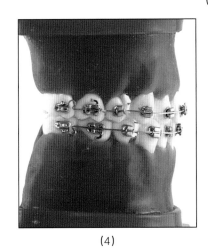
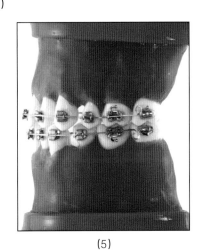

(4)　　　　　　　　　　　　　　　　(5)

图 3-8 第一次加力后的殆像
(1)、(2)第一次加力后上下颌殆面像;(3)~(5)第一次加力后咬合像

（1）上下颌尖牙进一步远中移动。

（2）下颌 Spee 曲线继续整平。

（3）上颌磨牙位置得以维持。

（三）第二次调整加力（图 3-9、3-10）

下颌牙弓：

1. 2 个月后拆除下颌弓丝，在第一磨牙粘接带环。

2. 消除弓丝的形变，调整弓形，检查其对称性。

3. 增加第一磨牙外展弯，在第一磨牙托槽近远中弯制"向下补偿台阶"，使弓丝能被动入槽。

上颌牙弓：

1. 拆除上颌弓丝后，消除弓丝的形变，调整弓形。

2. 从第二磨牙、Ω 阻挡曲、第一磨牙双翼托槽至第二前磨牙托槽用结扎丝连续结扎。再将每颗托槽单个紧紧结扎。

3. 尖牙和第二前磨牙间使用三个单位的链状橡皮圈协助尖牙远移。

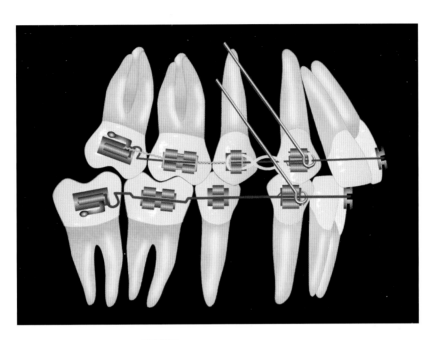

图 3-9　第二次调整后示意图

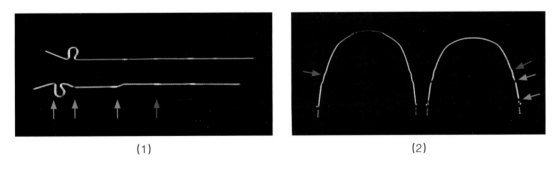

(1)　　　　　　　　　　　　　　　　(2)

图 3-10　第一组弓丝第二次调整后弓丝形态,图上的箭头根据颜色不同分别指示不同序列弯曲
(1)上下颌弓丝侧面观;(2)上下颌弓丝𬌗面观

———▶　第二前磨牙外展弯,随着尖牙后移,逐步减小外展弯,直至完全消除

———▶　下颌第一磨牙近中和远中的"向下补偿台阶"

———▶　增加下颌第二磨牙后倾弯至 15°

【第二次调整说明】

上、下颌弓丝在第二前磨牙托槽近中的外展弯使尖牙在远移过程中保持在内侧,使尖牙牙根维持在皮质骨板的中央,使牙齿的移动更容易。

1. 水浴说明　按图 1-10~1-14 所示步骤进行水浴。

2. 第二次调整完成时的标准(图 3-11)

(1) 下颌牙弓:

1) 尖牙继续后移 1mm。
2) 第二磨牙远中倾斜 5°~10°。
3) 𬌗平面已整平。切牙虽已开始直立,但没有被压入。
4) 扭转的牙齿已被扭正。

(2) 上颌牙弓:

1) 尖牙继续后移。
2) 所有扭转的牙齿已被扭正,托槽完全就位。
3) 咬合已经打开。

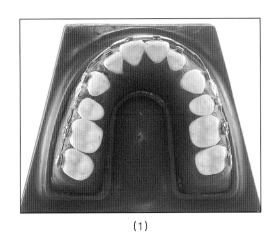 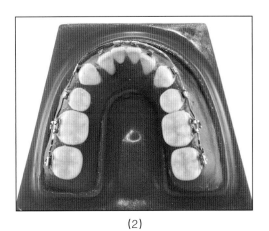

(1)　　　　　　　　　　　　　　　　　(2)

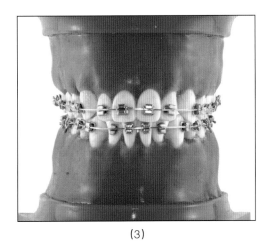

(3)

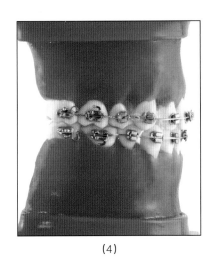 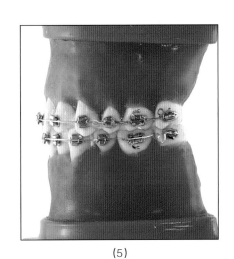

(4)　　　　　　　　　　　　　　(5)

图 3-11 第二次加力后的殆像
(1)、(2)第二次加力后上下颌殆面像;(3)~(5)第二次加力后咬合像

（四）第三次调整加力（图3-12）

下颌牙弓：

1. 拆下下颌弓丝，读取第二磨牙远中倾斜度，测量剩余拔牙间隙，粘接下颌侧切牙托槽。

2. 检查弓丝宽度、弓形和对称性，重新调整弓形，减小第一磨牙近远中"向下补偿台阶"的1/2，确认第二磨牙的远中倾斜度为15°。

3. 弓丝重新就位，4个切牙分别单独入槽结扎。使用0.012英寸结扎丝连续结扎第二磨牙、Ω形阻挡曲、第一磨牙双翼托槽和第二前磨牙托槽，连续结扎之间均需拧紧。尖牙单独结扎。

4. 在第二前磨牙和尖牙之间放置链状橡皮圈。

上颌牙弓：

1. 再次拆下上颌0.017英寸×0.022英寸的弓丝，粘接上颌侧切牙托槽。

2. 此时第二磨牙通常远中倾斜20°，第一磨牙和第二前磨牙直立0°。故应在Ω形阻挡曲远中弯制25°以保持第二磨牙20°的远中倾斜。弯制侧切牙内收弯，尖牙外展弯。

3. 检查弓丝宽度、形态及其对称性，并与下颌弓丝相匹配。

4. 更换第二前磨牙和尖牙之间的链状橡皮圈。

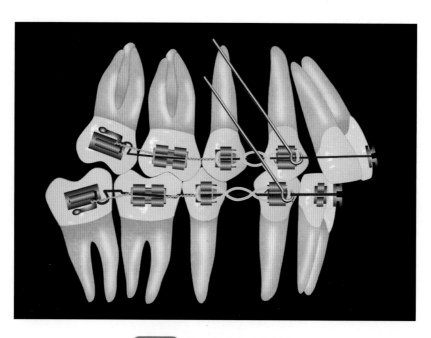

图3-12　第三次调整后示意图

【第三次调整说明】

一个重要的概念是:尖牙远中移动、牙列整平、扭转纠正以及第二磨牙的支抗预备均在一根弓丝上完成。严格遵循以上治疗程序是保证治疗成功的关键。

1. 水浴说明

(1) 先泡前牙段,使尖牙远中移动。

(2) 再泡后牙段,使磨牙的支抗弯曲发挥作用。

(3) 最后浸泡整个模拟𬌗架,调整全牙列。

2. 第三次调整完成时的标准(图 3-13)　第三次调整加力(4 个月)后应达到以下目标:

(1) 下颌牙弓:

1) 第二磨牙 15°远中倾斜。

2) 尖牙继续远中移动。

3) 所有牙齿均已完全排齐,所有托槽均已完全就位,形成良好的牙弓形态。

4) 𬌗平面已完全整平。

(2) 上颌牙弓:

1) 第二磨牙维持初始位置或稍往远中倾斜,第二前磨牙和第一磨牙应直立,上颌呈正常的纵𬌗补偿曲线曲度。

2) 尖牙继续向远中移动。

3) 前牙应已排齐,侧切牙远中应有间隙。

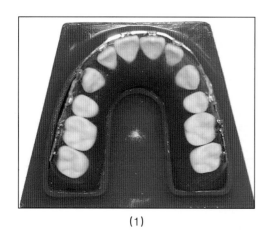
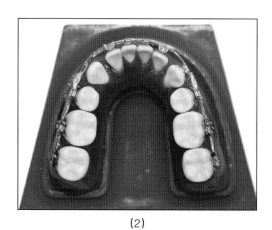

(1)　　　　　　　　　　　　　　　　　(2)

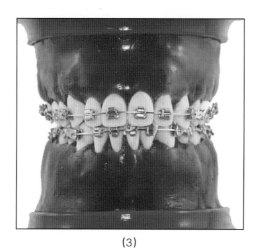

(3)

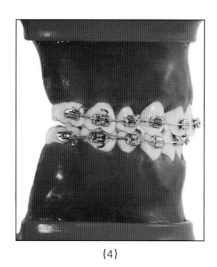
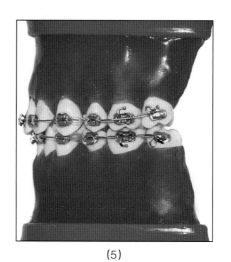

(4)　　　　　　　　　　　　　(5)

图 3-13　第三次加力后的殆像
(1)、(2)加力后上下颌殆面像;(3)~(5)加力后咬合像

（五）第四、五次调整加力（图3-14、3-15）

下颌牙弓：

> 每次均需拆除下颌弓丝，重新调整并协调弓形；分次去除第一磨牙近远中的"向下补偿台阶"；维持第二磨牙20°的后倾弯；每次结扎同第三次调整加力，并更换新的链状橡皮圈。

上颌牙弓：

> 每次拆除上颌弓丝，重新调整并协调弓形；保持第二磨牙25°后倾弯；每次结扎同第三次调整加力，并更换新的链状橡皮圈。

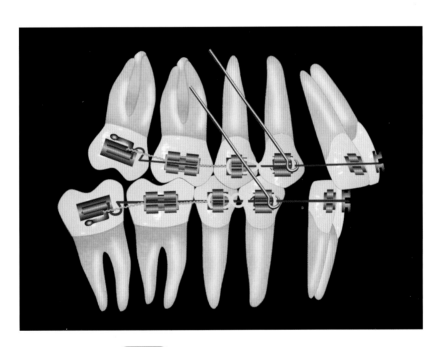

图3-14　第四、五次调整加力后示意图

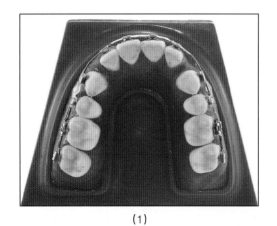
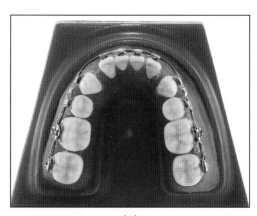

(1)　　　　　　　　　　　　　　　　(2)

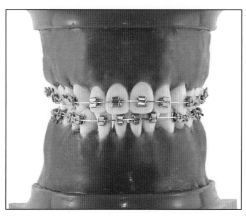

(3)

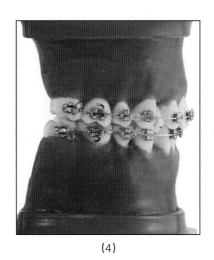

(4)　　　　　　　　　　　　　　　　(5)

图 3-15　第四、五次加力后的殆像
(1)、(2)加力后上下颌殆面像;(3)~(5)加力后咬合像

1. 第 4、5 个月模拟𬌗架矫治目标

（1）下颌牙列：

1）第二磨牙远中倾斜 15°。

2）尖牙完全远中移动与第二前磨牙接触。

3）牙列完全排齐整平，每颗托槽完全就位。

4）在原有牙弓宽度的基础上获得良好的牙弓形态。

5）可以进入第二阶段使用垂直关闭曲来内收前牙。

（2）上颌牙列：

1）尖牙完全远中移动与第二前磨牙接触。

2）第二磨牙维持初始位置或稍往远中倾斜。

3）第二前磨牙和第一磨牙应直立，上颌呈正常的纵𬌗补偿曲线曲度。

4）上下颌第二磨牙脱离𬌗接触。

5）所有牙齿均已完全排齐，所有托槽均已完全就位，形成良好的牙弓形态。

6）可以进入第二阶段使用垂直关闭曲来内收前牙。

2. 水浴说明

1）浸泡上颌前牙段基部，使前牙内收。

2）浸泡整个上颌基部，使牙列排齐和弓丝协调。

3）如有必要，可顺序浸泡下颌。

3. 第 5、6 次调整完成时的标准（图 3-16）

　　　　上下颌尖牙已完全后移；上下牙列已完全排齐整平；下颌第二磨牙的支抗预备已完成；上颌后牙
纵𬌗补偿曲线得以维持。
　　　　此时应进行支抗"读数"（readout）检查。

　　注意：在第三次调整加力时，后牙段的连续结扎可能会影响下颌牙列的整平及末端磨牙的支抗预备。
所以，当尖牙远移到位后，需再次检查末端磨牙的后倾读数（readout），必要时将上下再次单个结扎，但第二
磨牙不与阻挡曲结扎。

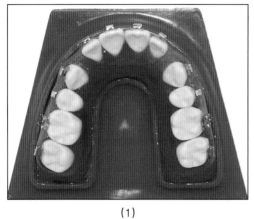
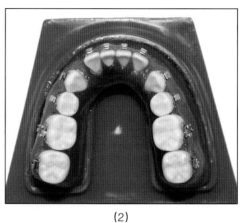

(1) (2)

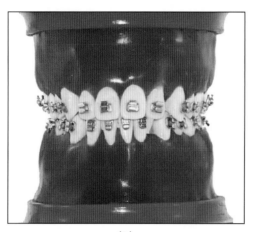

(3)

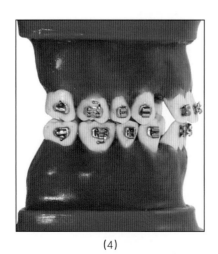
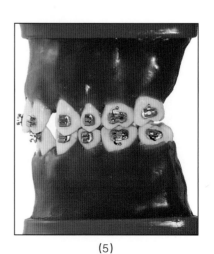

(4) (5)

图3-16　第一阶段完成,拆除弓丝后的𬌗像
(1)、(2)上下颌𬌗面像;(3)~(5)咬合像

二、第二阶段——牙列矫治

在牙列矫治阶段,下颌换用较粗的 0.019 英寸 ×0.025 英寸不锈钢方丝弯制关闭曲关闭间隙,上颌换用更粗的 0.020 英寸 ×0.025 英寸不锈钢方丝。上下颌同时内收前牙,关闭间隙。这个阶段不要使用Ⅱ类颌间牵引,因为这个病例是严重前突病例,下前牙需要更多的内收直立,磨牙的远中关系与前牙的深覆盖需要通过后移上牙列来矫正。在内收前牙的过程中需要关注下前牙的位置,防止下前牙殆向伸长,必要时需调整 J 钩牵引的方向及力值。下颌间隙关闭后,需要更换弓丝(第二组 -A 弓丝),对下颌后牙进行"10-2 支抗预备",支抗预备完成后,上颌间隙也已完全关闭,即可换用 0.020 英寸 ×0.025 英寸不锈钢方丝弯制垂直开大曲,开始推磨牙往远中,直至磨牙形成超Ⅰ类殆关系,继续远移前磨牙及尖牙直至间隙集中于尖牙的近中,然后上颌换回带关闭曲的第二组弓丝内收上前牙。此阶段结束时,总治疗时间约为19~22 个月。

(一)弯制第二组弓丝(表 3-2,图 3-17~3-23)

表 3-2　第二组弓丝弯制及应用要点

	下颌牙弓	上颌牙弓
弓丝尺寸	0.019 英寸 ×0.025 英寸不锈钢方丝	0.020 英寸 ×0.025 英寸不锈钢方丝
第一序列弯曲	1. 切牙段弧形稍打平 2. 尖牙外展弯 3. 第一磨牙外展弯近中移位,紧贴至第二前磨牙托槽远中	1. 侧切牙的内收弯 2. 尖牙外展弯 3. 第一磨牙外展弯 4. 第二磨牙末端内收
第三序列弯曲	1. 在切牙段维持 7°的有效负转矩,使其在内收过程中逐渐直立。每次调整时增加冠舌向转矩,使切牙段维持有 7°的有效负转矩作用 2. 尖牙区和后牙区弯制理想的被动负转矩,分别为 -12°和 -20°	1. 前牙:+7° 2. 尖牙:-7° 3. 后牙:-12°
第二序列弯曲	1. 在侧切牙远中 1.5mm 处弯制高度为 7mm 的垂直关闭曲 2. Ω 形阻挡曲处有 15°的后倾曲;该曲至颊面管的距离应大于剩余拔牙间隙,使该弓丝能完成间隙的关闭;需增加该曲远中腿的高度,维持第二磨牙的远中倾斜 3. 参考值 <table><tr><td>7</td><td>6</td><td>5</td><td>3</td><td>2</td><td>1</td></tr><tr><td>15°</td><td>0°</td><td>0°</td><td>0°</td><td>0°</td><td>0°</td></tr></table> 4. 没有反 Spee 曲线	1. 在侧切牙远中 1.5mm 处弯制高度为 7.5mm 的垂直关闭曲 2. 紧靠第一磨牙托槽远中弯制 Ω 形阻挡曲 3. 参考值 <table><tr><td>20°</td><td>10°</td><td>5°</td><td>0°</td><td>0°</td><td>0°</td></tr><tr><td>7</td><td>6</td><td>5</td><td>3</td><td>2</td><td>1</td></tr></table>

续表

	下颌牙弓	上颌牙弓
附件	中切牙远中向龈方焊接 0.032 英寸佩戴 J 钩的牵引钩	中切牙远中向龈方焊接 0.032 英寸佩戴 J 钩的牵引钩
结扎	在放置弓丝之前,用 0.007 英寸的结扎丝将第二前磨牙和尖牙结扎,其他牙齿单独结扎	切牙和尖牙单独结扎,然后打开关闭曲
加力	在阻挡曲上使用结扎丝将关闭曲向远中打开 1mm,同时使用高位牵引。如有必要,在每次调节时增加切牙段的负转矩	将第二磨牙颊面管与阻挡曲用结扎丝抽紧,待关闭曲打开 1mm 后紧转 2 圈,再往前在第一磨牙托槽翼转紧 2 圈,最后至尖牙托槽完全扎紧结扎丝。注意:关闭曲加力不能超过 1mm
辅助装置	高位牵引力值为 8 盎司,每天使用 12 小时。前牙需要直立越多,高位牵引需要使用时间越长	高位牵引每天使用 14 小时

注意:使用关闭曲内收上前牙过程中,必须仔细检查第三序列弯曲的情况。通常,上前牙内收是需加大根舌向转矩。临床上常通过 X 线头侧位片检查牙根位置。

【 第二阶段模拟𬌗架矫治说明 】

下颌牙列:

1. 下颌闭合曲每次加力 1mm,阻挡曲将逐渐靠近颊面管,为了使弓丝末端与颊面管保持被动状态,并维持末端磨牙 15° 的后倾,每次均需拆下弓丝并将阻挡曲的远中腿高度降低。

2. 完全关闭下颌间隙通常需要 3~4 次复诊。

3. 每次加力均需增加切牙段冠舌向转矩,使其始终保持冠舌向转矩加力的状态,促进下切牙的直立。

上颌牙列:对于上颌牙列,每次加力 1mm。其关键的步骤是需要使用高位牵引头帽,对上前牙施加压入的方向性力。高位 J 钩牵引头帽调整详见"附 2"。

注意:每次均需拆下弓丝并将阻挡曲的远中补偿腿高度降低,使弓丝末端与颊面管保持被动状态,并维持末端磨牙 15° 的后倾。

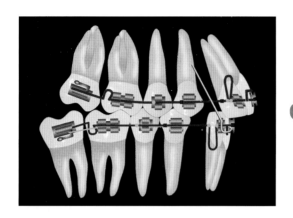

图 3-17 弓丝上弯制三个序列弯曲的位置

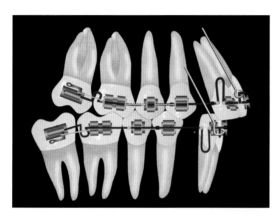

图 3-18 结扎弓丝,加力,根据要求佩戴 J
钩牵引头帽

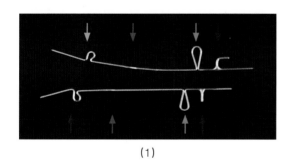

(1)

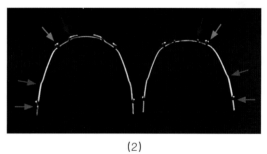

(2)

图 3-19 第二组弓丝完成后的形态,图上的箭头根据颜色不同分别指示不同序列弯曲及附件
(1)上下颌弓丝侧面观;(2)上下颌弓丝𬌗面观

➤ 中切牙远中的高位牵引钩
➤ 侧切牙远中关闭曲
➤ 紧靠第二前磨牙托槽远中的第一磨牙外展弯
➤ 第二磨牙后倾弯,上颌形成轻度的 spee 曲线
➤ 下颌阻挡曲的高低脚
➤ 第二磨牙轻微内收弯

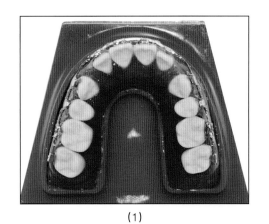
(1)
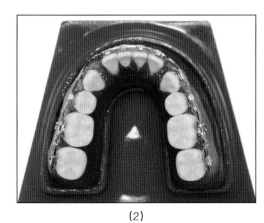
(2)

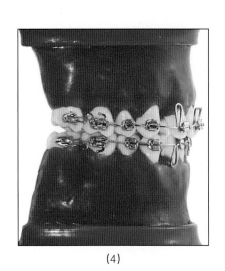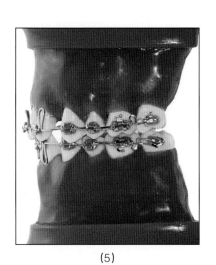
(4)　　　　　(5)

图 3-20　第二组弓丝加力后的𬌗像
(1)、(2)加力后上下颌𬌗面像;(3)~(5)加力后咬合像

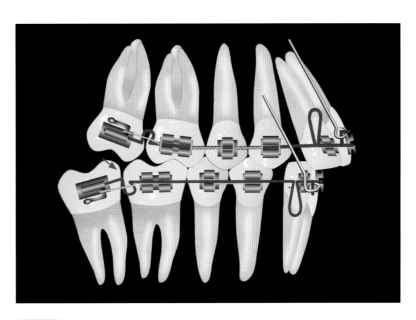

图 3-21 下颌随着间隙的逐步关闭,阻挡曲的远中补偿脚高度需逐步降低, 加力后,使弓丝与末端磨牙处于被动维持状态

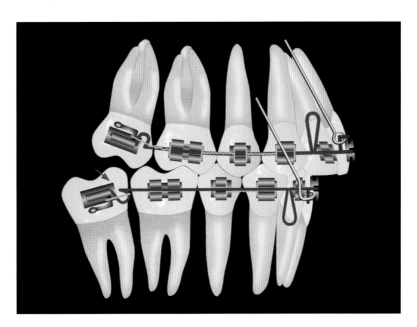

图 3-22 每次加力,阻挡曲的远中补偿脚高度都需调整,直至完全消除
注:图中箭头指示随着间隙的关闭,阻挡曲的远移,阻挡曲的远中腿高度逐步降低

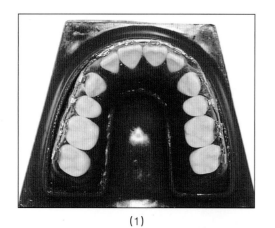

(1)

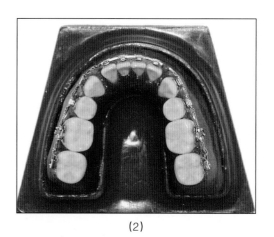

(2)

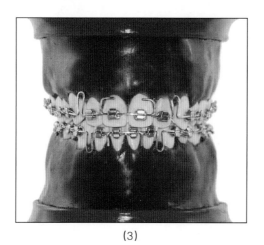

(3)

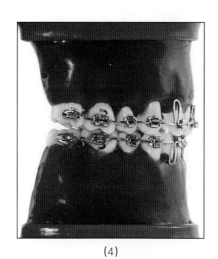

(4)

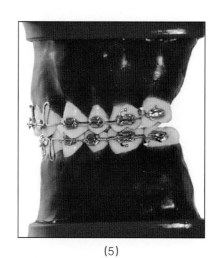

(5)

图 3-23 第二组弓丝间隙关闭中的殆像
(1)、(2)上下颌殆面像;(3)~(5)咬合像

(二) 弯制第二组 -A 弓丝(表 3-3)

当下颌所有间隙闭合以后,下颌需要更换 0.019 英寸 × 0.025 英寸弓丝进行下颌支抗的预备。

表 3-3　第二组 -A 弓丝:下颌"10-2 支抗预备"弓丝弯制及应用要点

	下颌牙弓	上颌牙弓
弓丝尺寸	0.019 英寸 × 0.025 英寸不锈钢方丝	沿用上一组弓丝
第一序列弯曲	1. 切牙曲弧度略平 2. 尖牙外展弯 3. 第一磨牙外展弯	
第三序列弯曲	前牙:(−7°) 尖牙:(−12°) 后牙:(−20°)	
第二序列弯曲	1. 阻挡曲紧贴颊面管 2. 第二磨牙远中倾斜 15° 3. 无反 Spee 曲线	
附件	下侧切牙远中龈向焊接 0.028 英寸牵引钩	
结扎	所有牙齿单个结扎,尖牙向远中结扎	
加力	检查第二磨牙后倾角度,必要时再次进行第二磨牙远中倾斜 15° 的支抗预备。然后按后续步骤分别进行 10-2-6、10-2-5 的支抗预备	
辅助装置	使用 8 盎司力进行垂直牵引。上颌继续使用 12 盎司力进行高位牵引 1. 此病例为最大支抗病例,当增加 10-2-7 支抗和预备 10-2-6、10-2-5 支抗时,最好在中切牙远中牵引钩使用高位头帽 J 钩。一般使用 8 盎司力的橡皮圈,头帽每天使用 10 小时 2. 同时在上颌弓丝牵引钩使用每侧 12 盎司力的高位头帽牵引	

1. **下颌牙弓的"10-2 支抗预备"步骤** (图 1-41~1-43)　由于该病例是严重的安氏Ⅱ类病例,后续治疗需要使用Ⅱ类牵引,因此,支抗"读数"至少应有 15°、7°、3°。一旦支抗预备完成,应在整个治疗过程中予以保持。支抗预备弓丝应该是一根连续的弓丝,其产生的力量能保持牙齿的远中倾斜。

2. **水浴说明**

(1) 水浴浸泡上颌前牙,使用头帽 J 钩内收上前牙,关闭间隙。

(2) 下颌弓丝每次加力 1mm,只浸泡𬌗架前牙部分。

(3) 使用第二组 -A 弓丝进行 10-2-6、10-2-5 支抗预备时,只浸泡𬌗架的后牙部分。

(4) 如果支抗预备过程中出现间隙,则需将弓丝阻挡曲扎紧,将整个𬌗架下颌部分水浴加热。

3. **第二组弓丝、下颌第二组 -A 弓丝完成时的标准** (图 3-24)

(1) 下颌牙弓:前牙间隙完全关闭,后牙支抗预备完成。第二组 -A 弓丝也会同时改善尖牙的轴倾度。模拟𬌗架由于蜡较软的原因,15° 的后倾曲将对第二磨牙产生 15° 的远中倾斜;但对于实际的患者,通常需要在弓丝上弯制 20° 的后倾曲,才能使第二磨牙产生 15° 的远中倾斜作用。

(2) 上颌牙弓:前牙突度已获改善,上颌后牙的后倾角度得以维持。

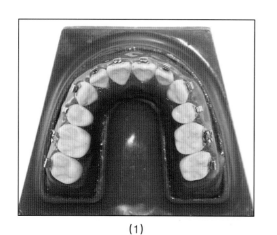

(1)

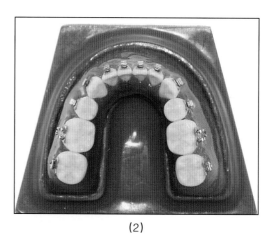

(2)

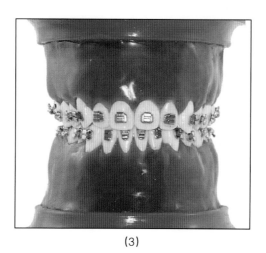

(3)

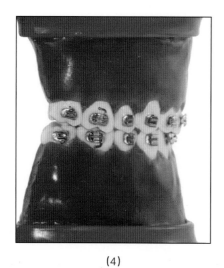

(4)

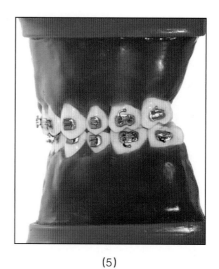

(5)

图 3-24　上下颌间隙关闭后的殆像
(1)、(2)间隙关闭后上下颌殆面像;(3)~(5)间隙关闭后咬合像

（三）弯制第三组弓丝（表 3-4）

上颌带圈垂直开大曲的弯制详见"附 3"。

表 3-4　第三组弓丝弯制及应用要点

	下颌牙弓	上颌牙弓
弓丝尺寸	0.0215 英寸 × 0.028 英寸不锈钢方丝	0.020 英寸 × 0.025 英寸不锈钢方丝
第一序列弯曲	1. 略缩窄的理想牙弓形态,前牙弧度略平 2. 尖牙外展弯 3. 第一磨牙外展弯 4. 非常轻微的第二磨牙末端内收	1. 理想的牙弓形态 2. 侧切牙内收弯 3. 轻微的尖牙外展弯 4. 紧贴第一磨牙托槽近中弯制第一磨牙外展弯
第三序列弯曲	1. 切牙的理想转矩（-7°） 2. 尖牙的理想转矩（-12°） 3. 后牙的理想转矩（-20°） * 使用转矩钳测量理想弓丝的第三序列弯曲,使弓丝被动入槽	1. 理想标准 　切牙（-0°） 　尖牙（-7°） 　后牙（-12°） 2. 使用带圈垂直开大曲时,需要在第二磨牙再增加 7° 的冠舌向转矩
第二序列弯曲	1. Ω 形阻挡曲位于第二磨牙颊面管近中 0.5mm 2. 参考值 　7　　6　　5　　3　　2　　1 　15°　10°　5°　0°　0°　0° 3. 无反 Spee 曲线	1. 带圈垂直开大曲紧贴第二磨牙颊面管,高度为 7.5mm,带 20° 后倾弯 2. 参考值 　20°　10°　5°　0°　0°　0° 　7　　6　　5　　3　　2　　1 第二前磨牙和第一磨牙有轻微的 spee 曲线曲度
附件	侧切牙远中龈方焊接 0.028 英寸牵引钩,用于上下颌间垂直牵引	在第二前磨牙托槽远中 1mm 处弓丝上标记,紧靠第二前磨牙龈方焊接 0.028 英寸牵引钩。上颌侧切牙远中 1.5mm 处龈向焊接横跨式牵引钩,以进行 Ⅱ 类牵引和垂直牵引。中切牙侧切牙间焊接龈向的高位牵引钩
结扎	前牙托槽使用结扎丝或结扎圈单个结扎;尖牙向远中方向结扎;第二磨牙、阻挡曲、第一磨牙、第二前磨牙与尖牙使用 0.011 英寸或 0.012 英寸的结扎丝连续结扎	前牙单独结扎,第一磨牙、第二前磨牙至尖牙连续结扎
加力	通过将第二磨牙和阻挡曲的紧结扎,方丝将整个牙列连成一个整体起作用	带圈垂直开大曲打开 2mm,当弓丝就位时,垂直开大曲将受压而对第二磨牙产生远中向压力。每次加力时垂直开大曲打开 1mm,直至第二磨牙达到中性殆关系
辅助装置	在下颌第二磨牙颊面管近中的牵引钩和上颌侧切牙远中牵引钩使用 Ⅱ 类牵引,在上、下颌侧切牙远中牵引钩上使用垂直牵引	每天佩戴 8~12 盎司力值的 Ⅱ 类牵引 24 小时、前牙垂直牵引 14 小时、12~16 盎司的高位牵引 14 小时

注意:下颌稳定弓丝三个序列弯曲的位置均在后牙的邻间区,这将使第二序列弯曲向的位置向近中移位,因此需要在第二前磨牙弯制补偿曲,并增加第一磨牙近中补偿曲的高度。

1. **远移上颌第二磨牙**（图3-25~3-27） 将弯好的带圈垂直开大曲打开2mm,再用结扎丝将打开的垂直开大曲结扎,使之回复到打开前的状态,然后将弓丝在模拟𬌗架上结扎就位,所有结扎完成后,剪掉两个垂直开大曲上的结扎丝,开大曲便开始对第二磨牙产生远中移动的力,而这个力的反作用力需要靠上颌高位J钩牵引头帽、Ⅱ类牵引和垂直牵引来抵消。因此,该阶段需要患者的密切配合。

水浴说明:仅加热第二磨牙段使其向上、向远中移动。

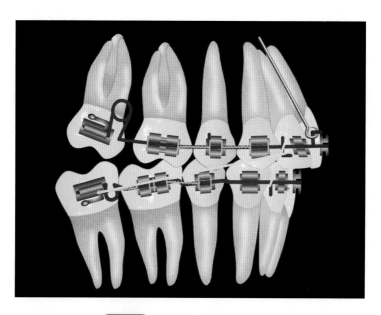

图3-25 推上颌第二磨牙示意图

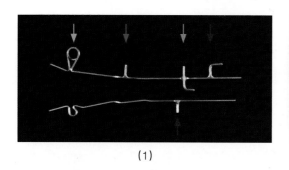

(1)

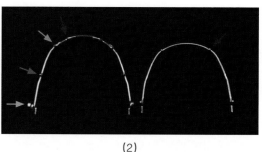

(2)

图3-26 第三组弓丝完成后的形态,图上的箭头根据颜色不同分别指示不同序列弯曲及附件
(1)上下颌弓丝侧面观;(2)上下颌弓丝𬌗面观

━━▶ 上颌中切牙远中及下颌侧切牙远中的高位头帽牵引钩
━━▶ 侧切牙远中的Ⅱ类垂直牵引钩
━━▶ 紧靠上颌第二前磨牙托槽远中的垂直牵引钩
━━▶ 带圈垂直开大曲

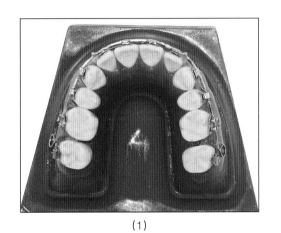

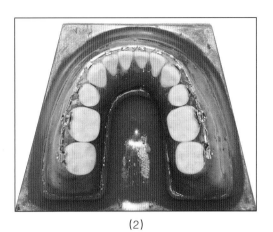

(1)　　　　　　　　　　　　　　　　(2)

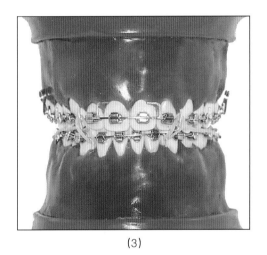

(3)

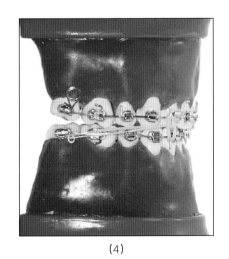

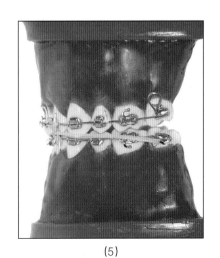

(4)　　　　　　　　　　　　　　　　(5)

图 3-27 第三组弓丝加力后的殆像
(1)、(2)加力后上下颌殆面像;(3)~(5)加力后咬合像

2. **远移上颌第一磨牙** 上颌第二磨牙远中移动达中性关系后,在第二前磨牙托槽远中所焊接铜丝突起的远中绕 0.010 英寸 × 0.040 英寸的螺旋推簧,其长度为第一磨牙和突起之间间隙的 1.5 倍;第一磨牙朝远中松结扎,尖牙、第二前磨牙及其焊接铜丝突起紧紧地连续结扎;继续使用Ⅱ类牵引、垂直牵引和高位牵引(图 3-28、3-29)。

水浴说明:在第一磨牙近中使用螺旋弹簧,水浴后牙区至蜡变软,第一磨牙远中移动。

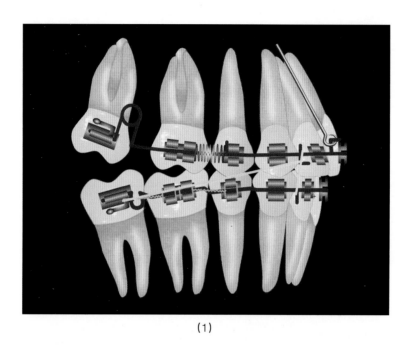

(1)

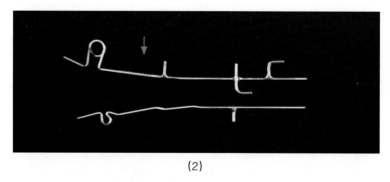

(2)

图 3-28 推第一磨牙往远中
(1)推第一磨牙往远中示意图;(2)弓丝侧面观,橙色箭头指示推簧的位置

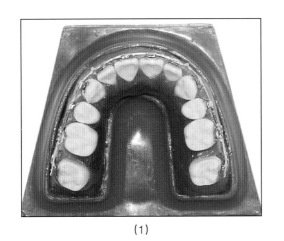

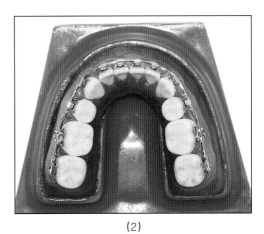

(1)   (2)

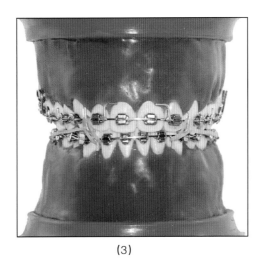

(3)

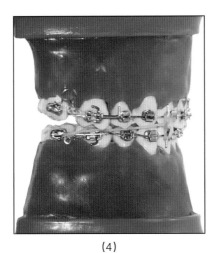

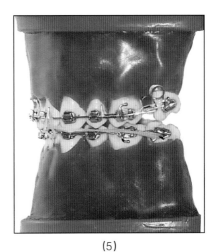

(4)   (5)

图 3-29 推第一磨牙往远中加力后的𬌗像
(1)、(2)加力后上下颌𬌗面像;(3)~(5)加力后咬合像

3. 远中移动第二前磨牙和尖牙 当第一磨牙远中移动至Ⅰ类中性关系后，将焊接的铜丝突起剪断并将弓丝磨平抛光；将第一、二磨牙作为整体结扎；螺旋弹簧前移至尖牙和Ⅱ类牵引钩之间，长度调整至Ⅱ类牵引钩和尖牙之间间隙的1.5倍；在第一磨牙至第二前磨牙的颊侧和舌侧同时使用链状橡皮圈。整个治疗过程中均使用Ⅱ类牵引（图3-30、3-31）。

水浴说明：浸泡后牙段颊侧直至蜡变软，第二前磨牙和尖牙远中移动。整个治疗过程中均使用Ⅱ类牵引。

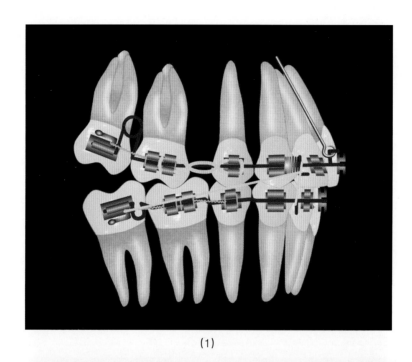

(1)

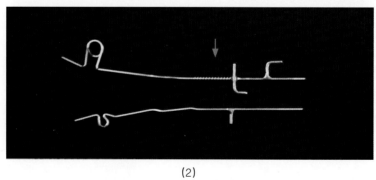

(2)

图 3-30 推第二前磨牙、尖牙往远中
(1)推第二前磨牙、尖牙往远中示意图;(2)弓丝侧面观,磨除第二前磨牙远中牵引钩并抛光,橙色箭头指示推簧的位置

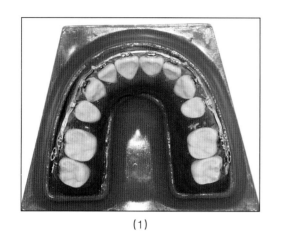
(1)

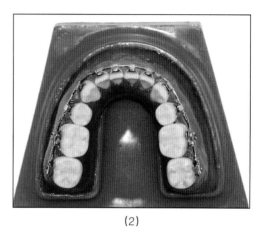
(2)

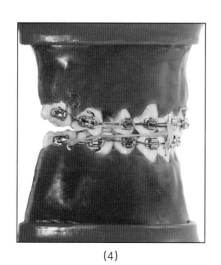
(3)

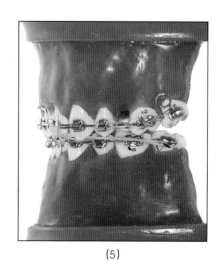
(4)

(5)

图 3-31 推第二前磨牙、尖牙往远中加力后的殆像
(1)、(2)加力后上下颌殆面像;(3)~(5)加力后咬合像

【第三组弓丝推磨牙往远中矫治说明】

1. 每月均需检查下颌弓丝,第二磨牙每次重新向后扎紧。

2. 使用的力系统为按顺序移动牙齿的Ⅱ类力系统:使用带圈垂直开大曲移动第二磨牙;螺旋弹簧使第一磨牙沿弓丝向远中滑动;使用链状橡皮圈远中移动前磨牙,同时使用螺旋弹簧远中移动尖牙,直至获得稳定的尖牙Ⅰ类中性关系。

3. 当上颌后牙段向远中移动时,需使上颌弓丝宽度略增大,以防止出现后牙反𬌗。

1. 水浴说明

(1) 加热上颌第二磨牙,直至该牙向上、向远中移动。

(2) 在上颌第一磨牙近中使用螺旋弹簧,然后浸泡上颌后牙段直至蜡变软,磨牙向远中移动。

(3) 第二前磨牙和尖牙重复以上操作。

2. 第三组弓丝完成时的状况(图3-32) 上颌后牙段的远中移动:模拟𬌗架在该阶段开始时为尖对尖的Ⅱ类关系。所有上颌后牙按照以下顺序逐个远中移动超Ⅰ类关系:首先是第二磨牙,然后是第一磨牙,最后是第二前磨牙和尖牙。完成时尖牙近中出现约2mm间隙。

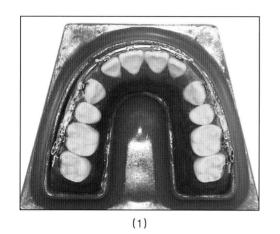
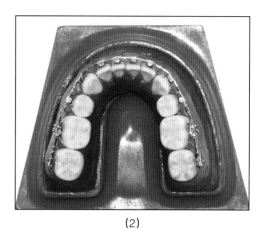

(1)　　　　　　　　　　　　　　　　　　(2)

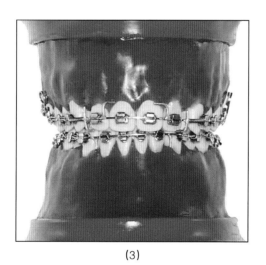

(3)

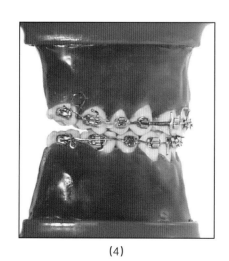
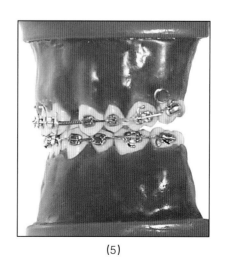

(4)　　　　　　　　　　　　　　　　　　(5)

图 3-32 推第二前磨牙、尖牙往远中完成后的殆像
(1)、(2)完成后上下颌殆面像;(3)~(5)完成后咬合像

(四)弯制第四组弓丝(表3-5,图3-33~3-35)

下颌继续沿用上一组弓丝,上颌则换用带关闭曲的0.020英寸×0.025英寸不锈钢方丝(也可使用上颌的第二组弓丝)。

表3-5 第四组弓丝弯制及应用要点

	下颌牙弓	上颌牙弓
弓丝尺寸	沿用上一组弓丝	0.020英寸×0.025英寸不锈钢方丝
第一序列弯曲	1. 略缩窄的理想牙弓形态,前牙弧度略平 2. 尖牙外展弯 3. 第一磨牙外展弯 4. 非常轻微的第二磨牙末端内收	1. 理想牙弓,前牙段略平 2. 侧切牙内收弯 3. 轻微的尖牙外展弯 4. 磨牙外展弯
第三序列弯曲	前牙(−7°) 尖牙(−12°) 后牙(−20°)	1. 切牙+7°转矩,特别是中切牙 2. 其他牙齿的理想转矩 尖牙(−7°) 后牙(−12°)
第二序列弯曲	1. Ω形阻挡曲紧贴第二磨牙颊面管近中 2. 参考值 <table><tr><td>7</td><td>6</td><td>5</td><td>3</td><td>2</td><td>1</td></tr><tr><td>15°</td><td>10°</td><td>5°</td><td>0°</td><td>0°</td><td>0°</td></tr></table>3. 无反Spee曲度	1. 距侧切牙托槽远中1.5mm处弯制7.5mm高的垂直关闭曲 2. Ω形阻挡曲位于第一磨牙托槽远中 3. 参考值 <table><tr><td>20°</td><td>10°</td><td>5°</td><td>0°</td><td>0°</td><td>0°</td></tr><tr><td>7</td><td>6</td><td>5</td><td>3</td><td>2</td><td>1</td></tr></table>4. Spee曲度平缓
附件	侧切牙远中龈方焊接直径0.028英寸牵引钩	侧切牙与中切牙之间焊接用于高位牵引的龈方牵引钩,也可用于前牙区颌间垂直牵引
结扎	前牙托槽使用结扎丝或结扎圈单个结扎;尖牙向远中方向结扎。第二磨牙、阻挡曲、第一磨牙、第二前磨牙与尖牙使用0.011英寸或0.012英寸的结扎丝连续结扎	结扎4颗切牙后,如表3-2所述将Ω形阻挡曲与第二磨牙颊面管结扎加力。尖牙向远中结扎
加力	通过将第二磨牙和阻挡曲的紧结扎,方丝将整个牙列连成一个整体起作用	将第二磨牙颊面管与阻挡曲用结扎丝抽紧,待关闭曲打开1mm后紧转2圈,再往前在第一磨牙托槽翼转紧2圈,最后至尖牙托槽完全扎紧结扎丝。注意:关闭曲加力不能超过1mm
辅助装置	行Ⅱ类牵引以及前方垂直牵引	每天佩戴每侧6盎司力的高位牵引14小时;8盎司力的Ⅱ类牵引24小时;前方垂直牵引每天使用24小时

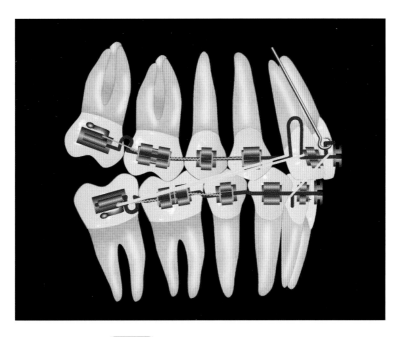

图 3-33　第四组弓丝加力后示意图

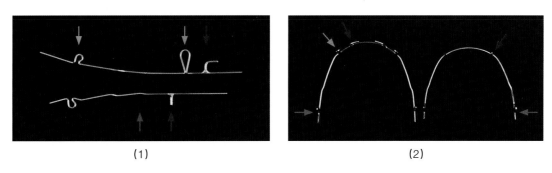

(1)　　　　　　　　　(2)

图 3-34　第四组弓丝完成后的形态,图上的箭头根据颜色不同分别指示不同序列弯曲及附件
(1)上下颌弓丝侧面观;(2)上下颌弓丝𬌗面观

⟶ 上颌中切牙远中的高位牵引钩
⟶ 上颌侧切牙远中关闭曲
⟶ 下颌侧切牙远中牵引钩
⟶ 第二磨牙后倾弯,上颌形成轻度的 spee 曲线
⟶ 下颌第二前磨牙近中补偿弯
⟶ 第二磨牙轻微内收弯

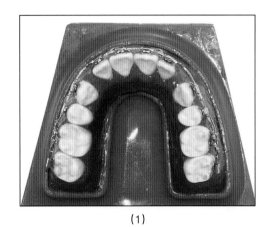

(1)

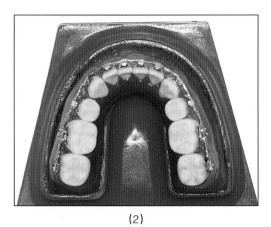

(2)

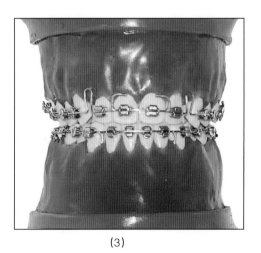

(3)

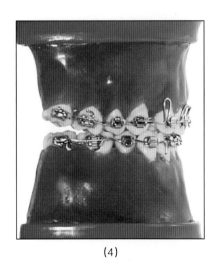

(4)

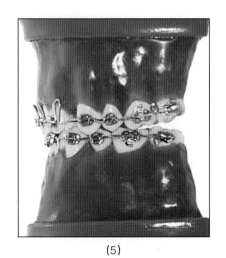

(5)

图 3-35 第四组弓丝加力后的殆像
(1)、(2)加力后上下颌殆面像;(3)~(5)加力后咬合像

【第四组弓丝矫治说明】

上颌第四组弓丝与第二组弓丝一样,不能过度加力,同时必须仔细控制上颌切牙的根舌向转矩。前方的垂直牵引对于保持下颌支抗整体非常必要。每月需将下颌稳定弓丝拆除检查,并将第二磨牙再次扎紧。

1. 水浴说明 浸泡上颌前牙区直至蜡变软,然后在有咬合接触的状态下使用Ⅱ类牵引和高位牵引。假定该加力系统能够使下颌牙列和上颌后牙段的位置得以很好的保持。

2. 第四组弓丝完成时的状况(图 3-36) 上颌弓丝需要加力的次数因上前牙前突程度不同而定,如果在间隙完全关闭之前阻挡曲抵住颊面管近中,就需要更换新弓丝。通过该阶段的治疗,患者磨牙关系应得以改善,切牙在内收的同时被压低,且其唇舌向倾斜度正常。

三、第三阶段——牙列完成

在牙列完成阶段,需要用到两组弓丝,即"第五组弓丝"与"第六组弓丝",两组弓丝的下颌牙弓仍然沿用上一组弓丝,即第三、四、五、六组的下颌弓丝均是同一根弓丝,只是随着治疗的进展,需要不断调整及完善。上颌使用 0.0215 英寸 × 0.028 英寸不锈钢方丝,弯制理想弓形,焊接所需附件,此阶段开始应用Ⅱ类牵引、前牙垂直牵引及尖牙的就位牵引,需要强调患者的密切配合。这个阶段完成后,该病例便可准备结束治疗,总治疗时间约为 21~24 个月。

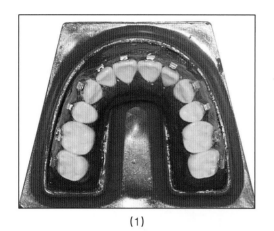

(1)

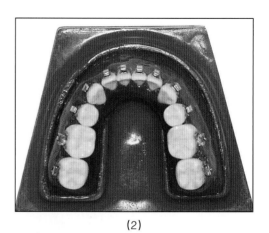

(2)

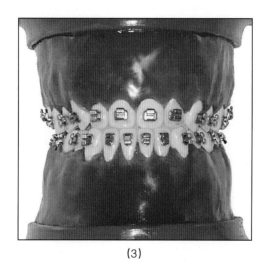

(3)

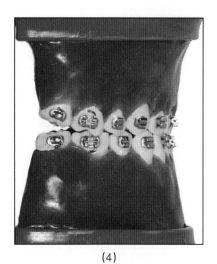

(4)

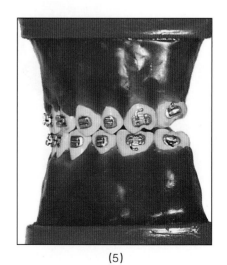

(5)

图 3-36 第二阶段完成拆除弓丝后的𬌗像
(1)、(2)拆除弓丝后上下颌𬌗面像;(3)~(5)拆除弓丝后咬合像

（一）弯制第五组弓丝（表 3-6，图 3-37~3-39）

表 3-6　第五组弓丝弯制及应用要点

	下颌牙弓	上颌牙弓
弓丝尺寸	与第四组使用同样的弓丝	0.0215 英寸 × 0.028 英寸不锈钢方丝
第一序列弯曲	1. 略缩窄的理想牙弓形态，前牙弧度略平 2. 尖牙外展弯 3. 第一磨牙外展弯 4. 非常轻微的第二磨牙末端内收	1. 理想的牙弓形 2. 侧切牙内收弯 3. 轻微的尖牙外展弯 4. 第一磨牙外展弯 5. 第二磨牙末端内收弯
第三序列弯曲	前牙（–7°） 尖牙（–12°） 后牙（–20°）	1. 需要时，弯制切牙正转矩、后牙负转矩；如需要，第二磨牙过度负转矩 2. 参考值 $\begin{array}{cccccc} 7 & 6 & 5 & 3 & 2 & 1 \\ \hline -12° & -12° & -12° & -7° & 0° & 0° \end{array}$
第二序列弯曲	1. Ω 形阻挡曲紧贴第二磨牙颊面管近中 2. 参考值 $\begin{array}{cccccc} 7 & 6 & 5 & 3 & 2 & 1 \\ \hline 15° & 10° & 5° & 0° & 0° & 0° \end{array}$ 3. 无反 Spee 曲度	1. Ω 形阻止曲紧贴第二磨牙颊面管 2. 参考值 $\begin{array}{cccccc} 20° & 10° & 5° & 0° & 0° & 0° \\ \hline 7 & 6 & 5 & 3 & 2 & 1 \end{array}$ 3. 使用以上参考值弯制弓丝 Spee 曲度 4. 弯制前牙段的美观曲 **注意：**先弯制美观曲，再弯制弓丝正转矩
附件	侧切牙远中龈方焊接直径 0.028 英寸牵引钩	侧切牙远中焊接 Ⅱ 类牵引和前方垂直牵引的牵引钩。中切牙与侧切牙之间焊接高位牵引的龈方牵引钩
结扎	前牙托槽使用结扎丝或结扎圈单个结扎；尖牙向远中方向结扎。第二磨牙、阻挡曲、第一磨牙、第二前磨牙与尖牙使用 0.011 英寸或 0.012 英寸的结扎丝连续结扎	从前牙开始单独结扎所有牙齿。第二磨牙不与阻挡曲结扎
加力	通过将第二磨牙和阻挡曲的紧结扎，方丝将整个牙列连成一个整体起作用	弓丝由辅助装置加力
辅助装置	必要时，可行 Ⅱ 类牵引以及前方垂直牵引	侧切牙远中牵引钩同时行 Ⅱ 类牵引和前方垂直牵引。中切牙远中所焊牵引钩行高位牵引（严重病例则在侧切牙远中 Ⅱ 类牵引钩行水平位牵引）

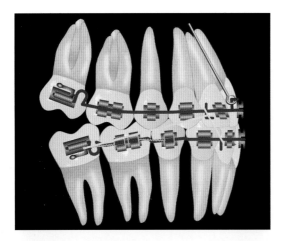

图 3-37 第二前磨牙弯制补偿曲,并增加第一磨牙近中补偿曲的高度,下颌通过结扎,形成一个整体

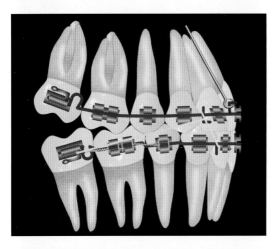

图 3-38 上颌整体远中移动,覆盖减小

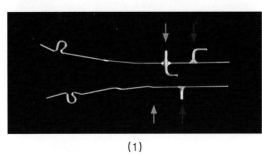

(1)

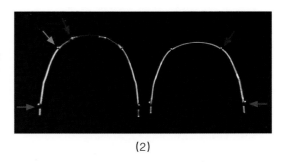

(2)

图 3-39 第五组弓丝完成后的形态,图上的箭头根据颜色不同分别指示不同序列弯曲及附件
(1)上下颌弓丝侧面观;(2)上下颌弓丝𬌗面观

➤ 上颌中切牙远中及下颌侧切牙远中的高位头帽牵引钩
➤ 上颌侧切牙远中的Ⅱ类垂直牵引钩
➤ 下颌第二前磨牙近中补偿弯
➤ 第二磨牙的轻度内收弯

【第五组弓丝矫治说明】

要求患者每天24小时戴8盎司力的Ⅱ类牵引,夜间戴用高位牵引和前方垂直牵引。

根据患者的合作情况和畸形严重程度,此弓丝需使用2~4个月。每次复诊都应拆下弓丝,仔细调整,纠正变形,加力,再次结扎。Ⅱ类牵引使用至磨牙关系达到过矫正。

此弓丝使用完成后,应重新拍摄X线头颅定位侧位片,并重新测量记录,进行"读数"检查。

应对比检查以下内容:①下颌支抗;②切牙位置;③ANB角减小量;④软组织改变程度;⑤将X线头颅定位侧位片进行重叠,检查不利的牙移动;⑥拔牙区周围牙齿的牙根平行情况和上切牙轴倾度;⑦后牙远中倾斜的轴倾度。

1. 水浴说明 从后牙段开始,只浸泡上牙弓。

当蜡足够软时,在牙有咬合接触时使用Ⅱ类牵引,直至达到Ⅰ类𬌗关系的轻微过矫正。前牙应达到切对切关系,以过度矫正深覆盖。

2. 完成(图3-40) 该病例已准备结束,只需进行最后的精细调整。

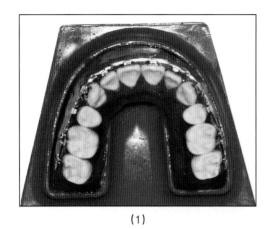
(1)

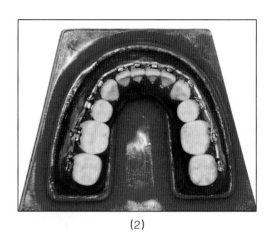
(2)

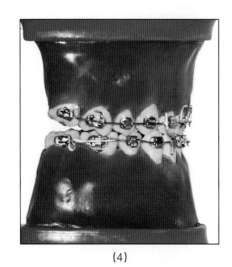
(3)

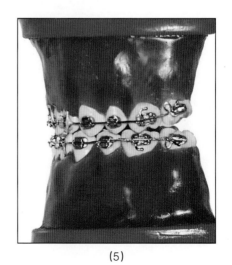
(4)

(5)

图 3-40 第五组弓丝加力后的𬌗像
(1)、(2)加力后上下颌𬌗面像;(3)~(5)加力后咬合像

(二)调整第六组弓丝(表3-7,图3-41~图3-43)

表3-7 第六组弓丝弯制及应用要点

	下颌牙弓	上颌牙弓
弓丝尺寸	沿用上一组弓丝,调整弓形	沿用上一组弓丝
第一序列弯曲	1. 略缩窄的理想弓形 2. 第二磨牙末端内收弯	1. 各方面都应达理想化标准 2. 需要时可做第二磨牙末端内收弯
第三序列弯曲	被动的负转矩	1. 如有必要,可弯制前牙区的冠唇向转矩,以达到上颌前牙的理想位置 2. 第二磨牙被动或负转矩,以达到理想位置
第二序列弯曲	与第五组弓丝相同	与第五组弓丝相同
附件	尖牙远中龈方焊接垂直牵引钩	尖牙远中龈方焊接垂直牵引钩
结扎	同第五组弓丝	与第五组弓丝相同
加力	无	无
辅助装置	如有必要,可使用Ⅱ类牵引、前方垂直牵引及上颌尖牙近远中牵引钩至下颌第二前磨牙近中牵引钩的三角形牵引。这些牵引在第1个月需24小时使用,以后仅需夜间使用	必要时,可使用高位牵引和前牙垂直牵引以及较轻力的Ⅱ类牵引。前方垂直牵引在第1个月每天使用24小时,以后仅需夜间使用

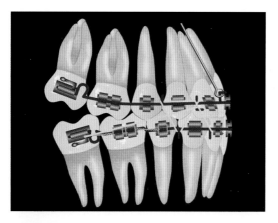

图 3-41 尖牙远中焊接牙尖就位牵引钩,通过Ⅱ类牵引、三角牵引及垂直牵引,使牙尖就位

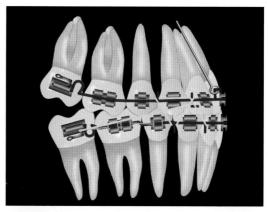

图 3-42 通过牵引,尖牙就位,并达到Ⅰ类殆关系的轻微过矫正。切牙关系为切对切或轻微的开殆

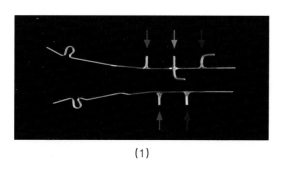

(1)

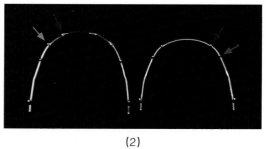

(2)

图 3-43 第六组弓丝完成后的形态,图上的箭头根据颜色不同分别指示不同序列弯曲及附件
(1)上下颌弓丝侧面观;(2)上下颌弓丝殆面观

——▶ 上颌中切牙远中及下颌侧切牙远中的高位头帽牵引钩

——▶ 侧切牙远中的Ⅱ类垂直牵引钩

——▶ 尖牙远中的牙尖就位牵引钩

【第六组弓丝矫治说明】

这些结束弓丝尽可能精细调整,充分排齐牙列和定位切牙长轴。应每两周复诊 1 次,并对弓丝重新精细调整,结扎。需调节此弓丝 1~3 次。

1. 水浴说明 浸泡加热上下前牙段,然后轻微加热上下颌,使各牙有咬合接触。蜡加热后,如需要时可使用辅助装置。

2. 完成(图 3-44) 切牙的最后排齐,达到Ⅰ类殆关系的轻微过矫正。切牙关系为切对切或轻微的开殆。

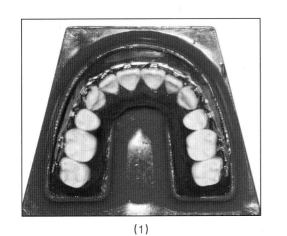
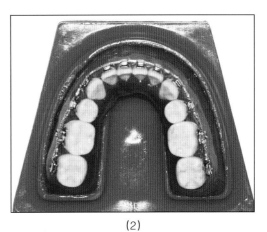

(1)　　　　　　　　　　　　　　　　(2)

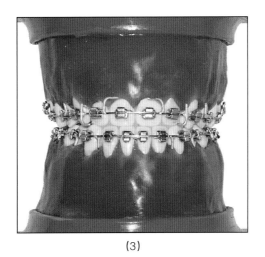

(3)

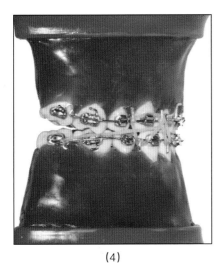
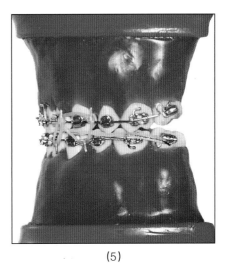

(4)　　　　　　　　　　　　　　　　(5)

图 3-44 第六组弓丝加力后的𬌗像
(1)、(2)加力后上下颌𬌗面像;(3)~(5)加力后咬合像

（三）序列拆除

现在可拆除除了 4 个尖牙及 4 个第二磨牙外的所有带环（如所有牙齿都上带环）。此步不在 Typodont 上操作。

对患者而言，这是非常简单而有效的拆除方法并为保持器作准备。

1. 下颌牙弓

（1）在两侧尖牙之间置一结扎丝，并结扎紧。

（2）每侧用一结扎丝从第二磨牙结扎至尖牙。

2. 上颌牙弓

（1）每侧用一结扎丝从第二磨牙结扎至尖牙。

（2）从尖牙至尖牙使用 6 盎司力的链状橡皮圈。

5~7 天后拆除剩余的带环，取模制作保持器。

四、第四阶段——保持与恢复

在所有托槽去除后，上下颌保持器制作完成并交付使用。通常，上下颌的保持器都用可摘 Hawley 保持器。下颌的保持最为关键。保持器允许周围环境自身维护力发挥作用，使牙列朝正常方向调整。此期对稳定、健康、功能和美观是必不可少的。恢复的第 1 个月很迅速，但完全恢复需要 6 个月 ~2 年。当患者生长发育已完成，且第三磨牙的处理也考虑在计划之中时，恢复期可视为结束期。

去除矫治器时，𬌗关系为典型的"Tweed 𬌗"，即第二磨牙无𬌗接触，后牙向远中倾斜。前牙覆𬌗覆盖较正常稍小，上颌第二前磨牙咬合于下颌第一磨牙和第二前磨牙间外展隙处。牙列很快即开始移位，几个星期内，第二磨牙即建立接触。几个月内，远中倾斜的磨牙即自行竖直，正常 Spee 曲线恢复，正常覆𬌗覆盖形成。2 年后，所有"Tweed 𬌗"痕迹均消失。Tweed-Merrifield 矫治技术的特点是：使原错𬌗过度矫治，然后矫治后牙列自行调整，以建立个别正常𬌗（图 3-45、3-46）。

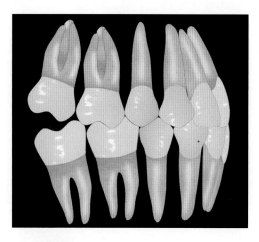 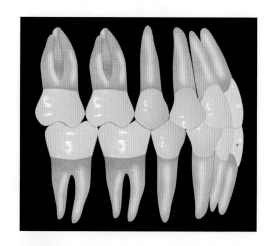

图 3-45 序列拆除带环，关闭散在间隙   图 3-46 后牙逐渐建𬌗，"Tweed 𬌗"痕迹消失